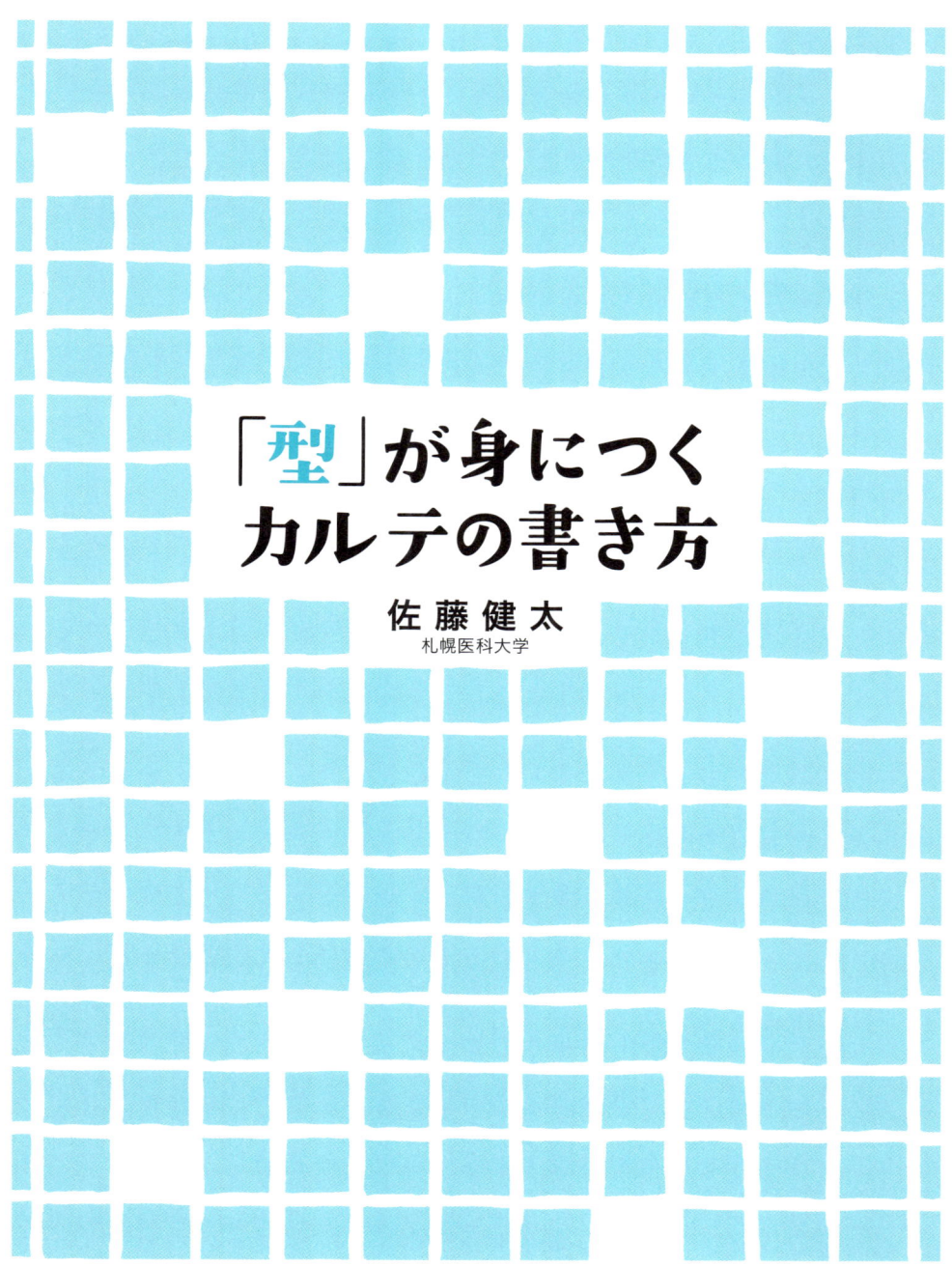

「型」が身につく カルテの書き方

佐藤健太
札幌医科大学

医学書院

著者紹介

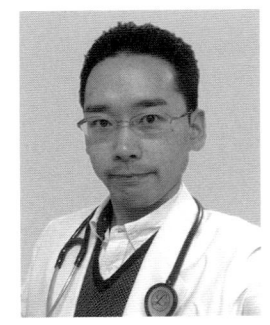

佐藤健太（さとうけんた）

2005年東北大学医学部卒。勤医協中央病院での初期・後期研修を経て，2011年7月より勤医協札幌病院内科・総合診療科。地域密着型の中小規模病院をベースにしながら，病棟・外来・在宅とあらゆるフィールドで病院家庭医として活躍。2020年12月より札幌医科大学総合診療医学講座にて，卒前・卒後医学教育や総合医による臨床研究，道内僻地の地域医療に関わるAcademic GPとして研鑽を積んでいる。日本内科学会認定総合内科専門医，日本プライマリ・ケア連合学会認定家庭医療専門医・指導医。Blog「病院家庭医を目指して」(http://blog.livedoor.jp/gp_ken/)。

「型」が身につくカルテの書き方

発　　行	2015年4月15日　第1版第1刷©
	2024年2月1日　第1版第10刷
著　　者	佐藤健太
発行者	株式会社　医学書院
	代表取締役　金原　俊
	〒113-8719　東京都文京区本郷1-28-23
	電話　03-3817-5600（社内案内）
印刷・製本	三美印刷

本書の複製権・翻訳権・上映権・譲渡権・貸与権・公衆送信権（送信可能化権を含む）は株式会社医学書院が保有します．

ISBN978-4-260-02106-7

本書を無断で複製する行為（複写，スキャン，デジタルデータ化など）は，「私的使用のための複製」など著作権法上の限られた例外を除き禁じられています．大学，病院，診療所，企業などにおいて，業務上使用する目的（診療，研究活動を含む）で上記の行為を行うことは，その使用範囲が内部的であっても，私的使用には該当せず，違法です．また私的使用に該当する場合であっても，代行業者等の第三者に依頼して上記の行為を行うことは違法となります．

JCOPY〈出版者著作権管理機構　委託出版物〉
本書の無断複製は著作権法上での例外を除き禁じられています．複製される場合は，そのつど事前に，出版者著作権管理機構（電話03-5244-5088，FAX 03-5244-5089，info@jcopy.or.jp）の許諾を得てください．

はじめに

　総合診療医の佐藤健太と申します。医学教育の専門家でも，ましてやカルテ記載法の大家でもない，市中病院の一臨床医ですが，自分なりに「よいカルテ」を追求し，試行錯誤してきました。カルテに関してはちょっとこだわりのある指導医です。

　医師ならばカルテをきちんと書くことの重要性は認識しているはずですが，「どうしたら上達するのか？」と聞かれると答えられないのではないでしょうか。毎日なんとなく書いては頭を悩ませているのかもしれません。私もかつてはそうでした。

　私が「カルテの書き方」に向きあい始めたのは医学部4年生のときで，もう10年以上も前になります。OSCE（Objective Structured Clinical Examination：客観的臨床能力試験）対策の一環として，カルテの書き方を勉強しようとしたのですが，書店では適当な書籍が見つからず，学内で配布されたOSCEのテキストで該当箇所だけを読んで済ませました。5年生になり臨床実習に出てみると，「達筆すぎて解読不能」「SOAPにのっとっていない」「病名も方針も書いていない」カルテばかりで良いお手本が見当たりません。また，学生にカルテ記載の権限がない科も多く，たまに書く機会に恵まれても書き方を教えてもらうことはありませんでした。

　そんなとき，大学の枠を超えて医学生が参加するメーリングリスト（college-med）を先輩に紹介されました。そこは，提示された症例に対して医学生が鑑別診断や検査・治療プランを提示し，全国の教育熱心な臨床医からフィードバックがもらえるという夢のような環境でした。そして，特に目を引く学生の投稿を読んでいると，知識量や発想がすごいというだけではなく，記載様式がわかりやすく思考過程が読み取りやすいことに気付いたのです。この経験から「きちんとカルテを書くことによって論理的思考力が身につき，診断能力を高められる。思考過程が相手に伝わりやすいため，適切な指導を受けることもできる」という期待感と，「大学内で学べないことはWebで学べばよい」というヒントを得ました。Web検索で「内科学研鑽会」のサイトを見つけ，そこで紹介されていた「総合プロブレム方式」を毎晩少しずつ勉強してカルテの書き方を身につけました。

　その後実際に医師として働き始め，原則論だけでは対応できない状況もたくさん経験しました。初期研修開始初日に担当した急性腎盂腎炎の患者では，総合プロブレム方式にのっとって入院記録を書いたところ，「プロブレム15個，A4サイズの紙カルテで7頁」の長編となってしまいまし

た．指導医からは「長すぎる」というコメントだけで中身についての言及はなく，看護師からも苦笑いしかありませんでした（今思うと当然です）．その後，同期や指導医のカルテを読んだり他職種からフィードバックをもらったりしながら改善を重ね，家庭医療学や医学教育学のエッセンスも取り入れつつ，後期研修が修了するころにようやく現在のカルテ記載法にたどり着きました．

　そのうち，指導医としてカルテ記載法を研修医に教える機会が増えました．教えても理解できない研修医や，基本的な考え方は理解できても実際に書くことはできない研修医にたくさん出会いました．それでも根気強く，カルテ記載が上手な研修医とそうでない研修医の性格や学習スタイルの特徴，書き方の違いなどを観察していく中で，「教え方」についても一定の方法論を見いだせるようになりました．現在は，基本的なポイントをレクチャーし，その後定期的にカルテをチェックしていくことによって，ほとんどの研修医がわかりやすいカルテを書けるようになるだけでなく，情報収集や診断推論の能力まで伸びるように感じています．

　こうやって私が10年かけて見いだしたカルテ記載法とその指導法をベースに，本書を執筆しました．「週刊医学界新聞」の連載記事（2012年から全13回）を元に大幅な加筆修正を行っています．

　全体は，「基本の型」と「応用の型」の2部構成になっています．「基本の型」では，あらゆるセッティングに応用可能な，カルテ記載法のエッセンスを解説します．次の「応用の型」では，外来/救急などセッティング別のカルテ記載方法について学び，明日から実践可能な「型」を解説します．さらに「おまけの型」では，病棟患者管理シートなどカルテ以外の「型」を収録しています．カルテにまつわる小ネタはColumnで触れているので，学生や研修医を指導する際に使えるトリビアも得られるでしょう．

　なお，病歴聴取法や身体診察法もカルテの書き方と密接に関わってきますが，全てをカバーすると膨大な頁数になってしまうため，「カルテを書く」ことに直結する内容に絞りました．一方で，私の専門領域である総合診療医学や家庭医療学などは幅広く複雑な問題を扱うための枠組みを提供してくれるため，折に触れてその考え方を提示しています．

　皆さんの周りにカルテの書き方を教えてくれる指導医がいなくても，ある程度までは独学で到達できるように様々な工夫を凝らしています．できれば順を追って，読み進めていただければ幸いです．

2015年3月吉日

佐藤健太

目次

基本の型

基本の型を身につけよう ……………………………… 2
 1 カルテ記載の心構え ……………………… 4
 2 SOAP ①SとO ……………………………… 12
 3 SOAP ②A ………………………………… 18
 4 SOAP ③P ………………………………… 26

応用の型

応用の型を身につけよう ……………………………… 32
 5 病棟編①入院時記録 ……………………… 34
 6 病棟編②経過記録 ………………………… 48
 7 病棟編③退院時要約 ……………………… 58
 8 外来編①初診外来 ………………………… 68
 9 外来編②継続外来 ………………………… 78
 10 訪問診療 …………………………………… 88
 11 救急外来 …………………………………… 98
 12 集中治療 …………………………………… 108

おまけの型

 13 病棟患者管理シート ……………………… 118
 14 診療情報提供書 …………………………… 122

column

意味のある情報，意味のない情報 …………… 11
シャープ？ ナンバー？ ………………………… 25
プレゼンテーションスキル ……………………… 46
カルテの歴史と法 ………………………………… 57
退院時要約に書く項目の要件 …………………… 67
カルテの語源 ……………………………………… 77
訪問診療と往診は何が違う? …………………… 107
電子カルテの特性を生かした
　　カルテ記載のコツ ………………………… 127

おわりに ……………………………………… 129

索引 …………………………………………… 131

装丁・本文デザイン　加藤愛子（オフィスキントン）

基本の型

基本の型を身につけよう

カルテ記載の全ての基本となるのが「SOAP」形式です。単なる「カルテを書く順番」というだけでなく，「医師らしい思考過程」としても，「学習者の成長する順番」としてもこの「S→O→A→P」という順番には深い意味があります。研修医になって最初の1年間はこのSOAPの順番や意義を意識しながら，ひたすら実直に「基本の型」を練習して体に染みこませましょう。

Problem Oriented System が全ての基本

私たちが普段の診療で何気なく使っている思考形式は，1968年にL. Weedが提唱した **Problem Oriented System**（POS：**問題志向型システム**）[1]というもので，このシステムで採用しているカルテ記載法が **SOAP形式** になります。患者の抱える問題ごとにSOAPに沿って記述することで，膨大な情報を整理し，論理的な診断推論や計画立案を行えることが特徴です。

SOAPの基本の型

「基本の型」の部では，SOAP形式を構成する「S：subjective data（主観的情報）」，「O：objective data（客観的所見）」「A：assessment（評価）」「P：plan（計画）」の各要素について，どんなことをどのように書けばいいのかを詳しく解説します。

入院，外来など状況によって書くべき情報や記載形式に若干の違いがあり，何でもここで学んだ通りにやればいいわけではありません。そういったセッティング別の書き方については次の「応用の型」の部で実践的に解説します。この「基本の型」の部では，あらゆる状況でのカルテ記載の基本となるSOAP形式の理解を深めて地力をつけましょう。

実直に基礎練習を繰り返そう

学生実習で患者を担当したときや，研修医になって病棟デビューしたとき，最初の1年間くらいは徹底的にこの「基本の型」に沿って繰り返し練習してください。基本の型を全て埋めるつもりで医療面接や身体診察を行い，鑑別診断を立て，診療計画を考えるという流れを繰り返すことで，「医師らしい頭の使い方」が自然と身についてきます。

多くの研修医を見てきての実感ですが，最初から自分で考え出した「我流」やそのときの状況に合わせた（つもりでの）「亜型」を使いたがる研修医は，結局2年たっても成長せずに現状でとどまることが多い印象があります。一方で，研修初期からきっちりと「基本の型」に沿って記載練習を積み重ねた研修医は，すぐに型を使いこなせるようになり，1年もすると「カルテを書くことで診療の質を高められる」ようになっています。焦らずに基本を大切にしてください。

背伸びせず，RIME モデルに沿って成長しよう

医学教育の世界では，「RIME モデル」[2]という学習者の発達段階を表すモデルがあります。初学者は R→I→M→E の順番で徐々に成長していくという考え方です。筆者が関わってきた多くの研修医もこの段階に沿って順番に成長してきましたし，このステップを飛ばして先のことを要求してもうまくいかないことが多い印象です。

「基本の型」の部は，この RIME モデルと SOAP を対比させた構成となっています。SOAP の特定の項目がうまく書けず悩んでいる方は以下の表を参考に学習してください。気になるページから読んでも構いませんが，基本的には RIME モデルの順番に従って「S・O→A→P」の順に読んだほうが学習効率が良いと思います。RIME モデルの考え方ではこの「順番」が重要ですし，実際に研修医を見ていても診断推論の根拠となる S・O をきちんと把握できていないと，アセスメントがどうしてもとっぴなものになったり，プランも穴だらけになったりしがちだからです。

参考文献
1) 日本財団図書館．［改訂］これからの医療に POS をどう活用するか
   http://nippon.zaidan.info/seikabutsu/2003/00115/contents/0001.htm（最終アクセス 2015 年 3 月 15 日）
   ↑POS の歴史や意義についてわかりやすく解説されている．
2) Pangaro L：A new vocabulary and other innovations for improving descriptive in-training evaluations. Acad Med 74：1203-1207, 1999
   ↑RIME モデルを紹介した原著論文．

表　RIME モデルと SOAP

RIME	研修医の発言例	カルテ記載における行動目標	
Reporter（報告者）	先生，吐血しています！	患者から S・O をひきだし，正しく記載できる	12 頁へ
Interpreter（解釈者）	食道静脈瘤破裂かもしれないですね……	S・O を元に A を考え，根拠とともに記載できる	18 頁へ
Manager（実践者）	よし，ルートとりつつ消化器内科医を呼ぼう！	A を元に P を考え，具体的に記載できる	26 頁へ
Educator（教育者）	こういうときはね……	研修医のカルテ記載に的確なダメ出しができる	

1 基本の型

カルテ記載の心構え

SOAP形式の解説に入る前に，この章では，目指すべきカルテのあり方や「型」習得のための姿勢・考え方，「型」を身につけることのメリットについて解説します。また，「良いカルテ」と「ダメカルテ」を対比し，記載のポイントを概説します。

「ダメカルテ」はなぜダメなのか？

当院の研修医のカルテ記載内容を見ていて感じる印象や，他院でカルテ記載法のレクチャーをしたときに出る質問などを元にすると，「ダメカルテ」にはだいたい以下のような特徴があります。

- 個人的メモのレベルで，「集めた情報の羅列」と「思いついたことのリスト」になっている。
- 指導医や専門医の意見を転記しているだけで，研修医自身の考えを主体的に記載していない。
- 毎日記載していない。もしくは，毎日記載してあるが，内容が浅く変化がない。
- S欄には患者のセリフがそのまま書いてあるだけで，診断や病状判断の参考になる情報がほとんどない（「おなかがすいた。眠い」しか書いていない）。
- O欄に検査結果のコピーしかない（バイタルサインや身体所見がない）。
- 特定の情報を，S欄とO欄のどちらに書けばいいのか決まっていない（症状がSに書いてあったりOに書いてあったりする）。
- S欄やO欄に，情報を記載せず研修医の評価だけ書いてある（「カリウム値が高い」と書いてあるものの数値は記載なし）。
- プロブレムリストが見当たらない。
- プロブレムリストが入院初日の症状や検査所見の列挙のみで，何日たっても変化がなく診断名がわからない。
- 日によってプロブレム番号が変化し，結局いくつ問題があるのかわかりにくい（初日は#1. 肺炎，#2. 糖尿病→1週間後には#1. 心不全，#2. 肺癌，#3. 貧血となっていて，肺炎や糖尿病がどうなったかを把握するために過去のカルテを全部読む必要がある）。
- A/Pでまとめて書いてある（「A/P：経過観察」など）。
- SOAPの4項目がそろっていない（ノーアセスメントやノープラン）。

これらの問題の背景には臨床現場におけるカルテの役割が理解できていないこともありますが，それ以前に，カルテ記載の「基本の型」の理解が浅いことが原因だと

思います。

現代のカルテ記載法の原型となっているのは，POSの考え方に基づく「問題志向型診療録：Problem-Oriented Medical Record (POMR)」です[★1]。POMRはプロブレムリストを非常に重視したカルテ記載法ですが，「SOAP」という大まかな枠組みしか提供していません。「複雑な問題をどのように整理し，日々展開していけばいいのか」について詳しく記載されたテキストは見当たりません。本書では，この POMR の考え方を拡張した「基本の型」を詳しく説明していきます。

「良いカルテ」を身につけるための心構え

「基本の型」の中身を詳しく解説する前に，ここまで特に説明せずに繰り返してきた「型」について，なぜそこまで重視するのかを説明させてください。

「*型*ができてない者が芝居をすると*型なし*になる。メチャクチャだ。型がしっかりした奴がオリジナリティを押し出せば*型破り*になれる。どうだ，わかるか？難しすぎるか。結論を云えば型をつくるには稽古しかないんだ」（立川談春著『赤めだか』扶桑社）

有名な落語家の立川談志や，歌舞伎役者の中村勘三郎が好んだ言葉だそうです。伝統芸能を代表する，オリジナリティあふれる両者ですが，**基本的な型を身につけるために地味な稽古を繰り返すことの重要性**を説いているところが興味深いですね。

研修医の中には，地道な反復練習を嫌い，格好良く見える指導医のやり方をまねして大胆な振る舞いをする人もいます。しかし熟練者は，頭の中で膨大な情報を短時

[★1] POS/POMR と医学教育モデル・コア・カリキュラム
　医学生が卒業までに最低限履修すべき教育内容を文科省が定めた「医学教育モデル・コア・カリキュラム」（平成22年度改訂版）には，カルテに関連して下記の記載があります。

　　G　臨床実習
　　1　診療の基本
　　一般目標：患者情報の収集，記録，診断，治療計画について学ぶ。
　【問題志向型システムと臨床診断推論】
　到達目標：
　1）基本的診療知識に基づき，症例に関する情報を収集・分析できる。
　2）得られた情報をもとに，その症例の問題点を抽出できる。
　3）病歴と身体所見等の情報を統合して，鑑別診断ができる。
　4）主要疾患の症例に関して，診断・治療計画を立案できる。
　【科学的根拠に基づいた医療】
　到達目標：
　1）感度・特異度等を考慮して，必要十分な検査を挙げることができる。
　2）科学的根拠に基づいた治療法を述べることができる。
　【診療記録とプレゼンテーション】
　到達目標：
　1）適切に患者の情報を収集し，POMR〈問題志向型診療記録〉を作成できる。
　2）診療経過を SOAP（主観的所見・客観的所見・評価・計画）で記載できる。
　3）症例を適切に要約する習慣を身につけ，状況に応じて提示できる。

　問題志向型システム（POS）に基づく臨床診断推論を行い，POMR に沿ってカルテを記載できることは，「医学生の基本」であると明言されているわけですね。

間に処理し，さまざまな可能性について考慮し，無限にある選択肢の中から最もふさわしい選択肢を選びながら行動しています。その表面だけをまねしても，熟練者の思考過程を身につけることはできず，結果的に底が浅く応用力もないままに終わってしまいます。少なくとも，人を魅了するような深いレベルの診療能力は身につかないでしょう。

　ではどのようにしたら，熟練者のような鮮やかな型を初心者が身につけることができるのでしょうか。筆者が大学時代の部活動で学んだ弓道の教えの中に，ヒントがあります。

　　「守・破・離」とは稽古を積む過程，すなわち修行における順序を表す言葉で，独自の境地を拓く道すじとして，師の流儀を習い，励み，他流をも学ぶことを重視した教えである。一般的には，
　　「守」は師についてその流儀を習い，その流儀を守って励むこと
　　「破」は師の流儀を極めた後に，他流をも研究すること
　　「離」は自己の研究を集大成し，独自の境地を拓いて一流を編み出すこと
　　として説明される。武道における修行が人生に深く関わっている以上その修行には限りがない。すなわち限りなき修行に没入することを最終的には求めている言葉である（杉山重利著『武道論十五講』不昧堂出版）

　筆者は，弓道部で御年80歳を超える師範から「守破離」の考え方を教わりました。実際に弓道初心者の学生に対して技術指導する際にも繰り返し基本を強調して教えている姿から，型の重要性を感じ取りました。また，型を習得し熟達した高段位者に対しては，教本のどこにも書いていないようなコツをこっそり教えているのを目撃したこともあります（残念ながら筆者はサボりがちな部員だったので，そんな体験は数えるほどしかありませんが）。一方で，基本的な型ではなく「的に当てるコツ」だけつかんで反復練習してしまう人もいました。確かに新人戦では入賞できますが，その後の大会で安定した成績を残せるレベルまで到達することは難しく，身につけてしまった我流の癖を途中から修正するには尋常ならざる努力を必要としていました。

　これは弓道など武道に限らず，長い期間をかけて習得する必要のある「医療」の道においても同じことが言えると考えています。SOAPの枠にとらわれない斬新な記載形式で，なおかつ読みやすくて，思考回路が手に取るようにわかり，診療の質向上に役立つようなカルテにはなかなかお目にかかれません。一方で，型の順守に実直すぎて，くどくて長いカルテもあまりスマートとは感じられず，なにより他の医療者からの評価はいつまでたっても上がりません（筆者の研修初期のカルテがそうでした）。どちらのパターンも，漫然と日々の診療を繰り返しているだけでは上達は難しく，意識しなければ年々劣化していってしまう可能性すらあります。

　こういった筆者自身の経験や，指導医になって多くの研修医のカルテ指導をしている立場からも，学生や初期研修医には「焦らず，最初は型を守ってほしい」と強く思います。特に**医師としての基本的なスタイ**

ルを形作る時期である初期研修の2年間は，ひたすら「基本の型を身に付ける（守）」ことに集中してください。後期研修で各自の専門分野に入り，膨大な症例を経験し，たくさんのカルテを書く中で，「基本の型」の限界を感じ始めるでしょう。そういった時期に，他の**専門医が好んで用いるその診療科特有のスタイル**にも触れながら試行錯誤を繰り返していくうちに，「基本の型を崩しながら変化させていく（破）」ことになるでしょう。おそらく，きちんと型の反復練習を繰り返していけば，卒後5～10年程度で「自分なりに工夫を凝らして完成された領域に至る（離）」と信じています（筆者もそうでした）。

「良いカルテ」を書く上で大切なポイント

もちろん，10年もの間まともなカルテを書けないようでは困ります。読者の皆さんは本書を読むことで基本の型を短時間で習得（守）し，「応用の型」でシチュエーション別の書き方も学ぶことで型の崩し方（破）も効率よく学べるはずです。

では，医療現場における「カルテ記載」で重視すべき型とはどんなものでしょうか。筆者は以下の五つを重視しています。

1）By problem
プロブレムリストを作り，プロブレムごと（By problem）に分解して記載する。プロブレムリストなしは問題外。

2）SOAP
患者からの情報（SとO），担当医としての判断（A），具体的な介入方法（P）に分けて，かつ，この順番で記載する。S・O・A・Pの書き分けには厳密なルールを適用し，読み手を混乱させない。

3）Chronological
特にSの情報については時系列（Chronological）を意識して記載する（自分が得た順番ではなく，患者に起きた順番に整理し直して書く）。Pに関しても，今日やること，数日以内にやること，週から月単位の長期計画に分けて記載すると，手順をイメージしやすい。

4）Pertinent
診断や方針に影響する重要（Pertinent）な情報をしっかり記載する（☞11頁column「意味のある情報，意味のない情報」）。逆にPertinentではない情報はだらだらと書かない。

5）Real time
毎日遅滞なく記載する。書くのに何時間もかけた立派なカルテよりも，すぐ（Real time）に書かれた簡潔なカルテのほうが臨床では価値が高い。

以上の5点の中でも，カルテの型として特に重要なことは，POMRで強調されている「①By problem」と「②SOAP」の2点です。本書では，これをさらに拡張して，「医学的問題以外に心理・社会的問題なども記載し，患者を全人的に把握できるようなフォーマットであること」「研修医の能力に合わせて，はじめから優秀でなくても書けること」を重視して組み立てています。

具体的なイメージを持つため，次頁の「ダメなカルテ例」と「良いカルテ例」をご覧ください。比較することで，良いカルテのポイントをなんとなく感じられると思います。

ダメなカルテ例

S：今日から胸が変になったけど，なんと言っていいかわからない。いつもかかっている診療所ではなんともないと言われていたけど。食べ過ぎたのかムカムカする。
ムカムカとはどういうことか？
O：既往に高血圧・糖尿病，飲酒喫煙あり。先ほど嘔吐した。
心雑音なし。肺音正常。心電図：不整脈あり，ST変化ありそう。
血液：GOT 23，GPT 24……（以下，生化学検査結果全てのコピー）
A/P：指導医判断では心筋梗塞とのこと。心膜心筋炎なども否定できないと思われる。循環器コールでいいだろう。

良いカルテ例

14，20，28頁の同一症例を元に圧縮したもの

S：
高血圧・糖尿病で通院している78歳男性の，急性の胸痛による受診。❶
【主訴】胸痛。
【受診理由】胸痛の迅速な原因精査・初期対応。
【現病歴❷】本日午前中はいつも通りだったが，夕方から急な胸部絞扼感が出現した。安静にしても改善しないため不安になって，発症2時間後に当院内科外来を臨時受診した。
強さは7/10。胸部正中痛で両肩へ放散あり。安静や労作での増悪寛解なし。
息切れ（−），咳・痰（−）。冷汗（+），嘔気（+）・嘔吐（−）
今まで健康だったが妙に不安になるいやな症状。きちんと検査をしてほしい。
【既往歴❸】高血圧症（15年前に指摘され内服治療中，普段は血圧140/80 mmHg程度），糖尿病（10年前に指摘され食事・運動・内服治療中，HbA1cは7%前後）
心血管疾患の指摘歴なし。手術歴・輸血歴なし，アレルギー歴なし。
【内服薬】エナラプリル5 mg 1×，メトホルミン750 mg 3×。市販薬などの使用なし。
【家族歴】兄と弟が高血圧・糖尿病あり，若年発症の心疾患や脂質異常症の患者なし。
【生活歴】ビール700 mL/日，喫煙20本/日×60年。

❶全体像が一発でつかめるように。
❷時系列で整理し，主要症状の詳細やSystem reviewも記載され，具体的に疾患を想起しやすい。
❸現在治療中の併存症は治療状況も記載。意味のある陰性情報（○○はない）も記載。

> **良いカルテ例（続き）**

O：
【身体所見❹】中肉中背，明瞭な会話はできるが不安そうでシャツは汗で湿っている。
　JCS 0・GCS 15, BP 94/56, PR 96, RR 26, SpO$_2$ 92%（室内気），BT 36.8。
　胸部：心音不整，S$_3$（+），心雑音（−）。四肢：末梢冷感（+），末梢動脈触知良好。
【検査所見】血液：肝機能正常，BUN 20.1, Cr 1.23, トロポニンT陽性。
　心電図：洞調律＋PVC, V$_{1-4}$でST上昇。胸部Xp：CTR 55%。
A：
【問題リスト❺】#1. 胸部絞扼感→ACS（STEMI）　#2. ショック
【初期評価】#1. ACS（STEMI）……心血管有リスク患者の，冷感と嘔気，放散痛を伴い30分以上持続する胸部絞扼感❻。
　Definite……ST上昇型心筋梗塞（∵典型的なリスク・症状，検査所見）
　Unlikely……心膜心筋炎・たこつぼ型心筋症・心筋以外からの酵素逸脱❼
　#2の対処をしつつも，AHAのプロトコルに沿って対応しながら循環器コールする。❽
P：
【初期計画❾】
　Tx）ニトログリセリン20 mg＋5%ブドウ糖50 mLを4 mL/時で持続静注開始。
　　　バイアスピリン100 mg錠2錠をかみ砕いて内服。
　Dx）ECG・SpO$_2$モニター継続，心エコー検査，30分以内にCAG（冠動脈造影検査）開始。
　Ex）本人と妻に，CAG説明用紙を用いて病態と治療方針を説明した。

❹身体所見や検査所見はデータ量が多くなるので，順番に沿って書かないと情報が見つけにくい。
❺ここがキモ。「基本の型 SOAP ②A」の章でじっくり解説する。
❻現病歴から検査所見までの情報量が多いので，考察に入る前に病態のBrief summaryを入れる。
❼鑑別診断を重み付けして並べ，根拠も簡潔に説明する。Definite：確定診断，Unlikely：否定的。
❽以上を踏まえて当面の「方針」を書く。
❾プランは具体的に。Tx；治療プラン，Dx；検査プラン，Ex；教育プラン。

このような「基本の型」を身につけると，以下のようなメリットがあります。

1）業務効率の改善

型通りに書けばいいので，書く前に考える必要がありません。手持ちの情報を書き込んでいくだけです。また，整理された情報は後で閲覧・検索しやすく，速やかに現状や全体像を把握できます。研究データなどを後日まとめるときにも便利でしょう。カギはSOAP形式におけるS欄・O欄の書き方です。

2）診断推論能力の習得

診断推論の論理的思考パターンに沿って記載することで，毎日カルテを書くだけで自然と診断能力が身につきます。よい「カルテの型」は，よい「プレゼンの型」に通じる部分もあり，カンファレンスでのプレゼンテーションや日常的な指導医への相談にも生きてくるでしょう。特に問題リストを含めたA欄をきちんと書くことが重要です。

3）多職種連携に生きる

患者やコメディカルが読んでも現状と今後の方針を理解できるため，関係者全員が主体的に治療に関わることができます。今後の方針が具体的に示されたP欄の記載がないと，こうはいきません。

4）トラブルが減る

情報収集や計画実行のチェックリストにもなるため，漏れや忘れが減り，判断ミスによる患者への不利益を予防できます。万が一訴訟などに発展したときにも強力な証拠となってあなたを守ってくれます。

次の章からは，「基本の型」となるSOAP形式をS・O→A→Pの順番で丁寧に解説します。

column

意味のある情報，意味のない情報

　医療現場で「意味のある情報」とはどんなものでしょうか？
　身体診察の陽性所見や，臨床検査の異常値だけ羅列すれば診断がつくとは限りません。**疑っていた所見が正常だから特定の鑑別診断を否定できる**こともあります。かといって，得られた所見全てを記載したりプレゼンしていては冗長になり，何が重要かがわかりにくくなってしまいます。
　医療における「意味のある情報」というのは，「**診断や治療方針を決める，変えうる情報**」であり，そういう気持ちを込めて「意味がある」と呼ぶときに「Pertinent」という表現を使います。
　辞書では「Pertinent」の意味として
　1.〔検討中の課題などと〕関連〔関係〕のある
　2.〔発言などが〕適切な，的を射た，もっともな，核心に関連する
といった説明があります。
　つまり，検討している鑑別診断や治療選択肢に「関連」があり，それらを検討する上で「適切」な情報という意味です。これに「Positive/Negative」を付けて「意味のある陽性所見/意味のある陰性所見」というふうに使います。
　具体的な例を挙げます。

Pertinent positive：（特異度が高い，陽性尤度比が大きい）筋強直所見が「ある」から，腹膜炎らしさが高くなり，造影CT撮影（もしくは外科医コール）が必要と判断した。
Pertinent negative：（感度が高く，陰性尤度比の小さい）打診痛が「ない」から，腹膜炎らしさが低くなりほぼ除外できる。

　いずれも，所見が「あるから/ないから」鑑別診断が大きく動きました。逆の例も挙げます。

Non-pertinent positive：（感度は高いが特異度の低い）Jolt accentuation sign が「ある」が，髄膜炎らしさが高いとは言えない。
Non-pertinent negative：（特異度は高いが感度の低い）Kernig 徴候が「ない」が，髄膜炎を否定できるとは言えない。

　いずれも，身体診察は行いカルテに記載しますが，効率的な診療という視点ではやや無駄な情報となるためプレゼンでは省略します。
　検査所見も異常値の羅列では不十分，全ての情報の転記・列挙は不要であり，無駄です。意味のある「異常値」と「正常値」だけを要領よく記載しましょう。

2 基本の型 SOAP ①

S : Subjective data と O : Objective data

「基本の型」SOAP 形式の最初は，患者から得られた情報を記載する「S：Subjective data」と「O：Objective data」の書き方を学びます。
診断推論や意思決定は，「正しい情報」を元に論理的に組み立てていくものです。その元となる「S」と「O」の情報が間違っていたり，足りなかったり，読みにくいようでは日常診療全体の根幹が揺らいでしまいます。「早く立派なアセスメント（A）やプラン（P）を書けるようになりたい！」とはやる気持ちもわかりますが，まずは「S と O をきちんと書けること」を最初の目標にしましょう。

S・O ≒ Reporter

S と O の記載は，RIME モデル（☞ 3 頁「基本の型を身につけよう」）における「Reporter」の部分に該当します。S・O の情報量や内容が不適切な状態では，解釈（Interpreter）や実践（Manager）も正しく行えません。まずは背伸びせず，きちんと Reporter の仕事ができるようになってから次に行きましょう。

Reporter として一定のレベルに達することは難しくなく，S・O を所定の様式で記載すれば，あとはそのまま読み上げるだけで Reporter として最低限の仕事はできます。また所定の様式を埋めることで自動的に聞き忘れに気付き，指導医に突っ込まれる前に追加聴取したり，慣れれば最初から漏れのない病歴聴取ができるようになります。

S と O の区別，それぞれの定義

ただ，実際の医療現場では「とりあえず SOAP の枠があるから，適当に当てはめて書いている」だけで，内容が混乱しているものもよくみかけます。SOAP の各項目に何を書くかの解釈は医師によってさまざまで，「S は患者のセリフそのまま。医学的に解釈し直した自覚症状も身体所見も検査結果も O」という意見や，「検診結果を患者の口から聞いた場合は S だけど，検査結果用紙を取り寄せた場合は O」というローカルルール，「区別が難しいのでいつも A/P とまとめて書いている」という自己流スタイルなど，無数の独自ルールが横行し，研修医の学習を妨げています。

例えば O 欄に記載する身体所見も実は医師の主観を通して観察した所見であり，「S は主観的情報，O は客観的所見」という分類では混乱しやすいと筆者は感じてい

ます。ここでは，「いつの情報を，誰が，どのように取得したか」という基準で以下のように区別します。

　Sは，「過去から現在に至る」までの，「患者や家族，前医などの"他人"」を通して収集した「間接的に得られた情報」。「患者や家族の証言，前医の手紙やカルテに記載された情報」と定義。

　前医で取られた身体診察所見や検査結果，その精度も自らは保証できない間接的な情報であるためSに入れます。
　当然，「前医の診断」もその精度は不明のためSに書くべきであり，これによって「前医が○○病と言っていたのをうのみにして誤診した」という事態も防げます。患者を担当した時点で管理責任は自分に移っており，前医のせいにしてはいけません。
　また，定義を考慮するとSの主語は患者，時制は過去形になります（☞19頁「基本の型SOAP②A」）。
　　例　○：患者は○月×日に入院した。
　　　　×：患者を入院させた。
　　　　×：入院となる。

　Oは，「現時点」で，「医師自身や同僚」が入手した「直接観察による所見」。「診察時の身体所見と検査所見」と定義。

　学生や研修医で自分の身体診察能力に自信がなかったとしても，リアルタイムに本人自身が直接とってきた所見なので，遠慮なくO欄に書くべきです。
　それが正しいかどうかを判断するのはA欄での作業であり，O欄を記載するとき

は「情報のReport」が目的です。頭の中で判断せずにできるだけそのまま書くと理解してください。
　また，Oに「自分なりの所見」を堂々と書いておかないと，指導医は研修医の身体診察能力を判断するための情報が得られないため，どんなに優れた指導能力があっても指導ができません。結果的にいつまでたっても研修医の身体診察能力が伸びないのでいいことがありません。

S・Oの基本の型

　Sは「導入」「現病歴」「既往歴」「その他」の四つに，Oは「身体所見」と「検査所見」の二つに分けると覚えやすくなります。またこの6項目だけ書けば「必要最低限のカルテ」にはなります。

〈Sに含まれる項目〉
■導入
■現病歴
■既往歴
■その他

〈Oに含まれる項目〉
■身体所見
■検査所見

　診療する状況や患者の病状に合わせて各項目を膨らませたり省略したりしていきますが，詳しくは「応用の型」の部でじっくり説明していきます。まずは基本を押さえてください。
　では次に，カルテ例をもとにS・Oの各項目を解説していきます。

S：Subjective data と O：Objective data

S・Oの良いカルテ例

急性疾患初診時のカルテ記載例（☞ A は 20 頁，P は 28 頁）

高血圧・糖尿病で通院している 78 歳男性の，急性の胸痛による受診。❶

【主訴❷】胸痛。
【受診理由❸】胸痛の迅速な原因精査・初期対応。

【現病歴】後述の併存症で近医定期受診していたが，病状は安定していた。今日も午前中はいつもと変わらず生活していたが，夕方に庭の手入れをしているときに急な胸部違和感が出現した。手持ちの痛み止めを飲み安静にしても改善しないため，不安になって当院内科外来を臨時受診した。❹
胸痛や息苦しさというよりは胸部絞扼感で，急激な発症。強さは 7/10。周期性はなく持続しており，部位は胸部正中，背中や腹部への移動なし，両肩への放散あり。安静や労作での増悪寛解なし。初めて経験する痛み。❺
息切れ（−），咳・痰（−）。冷汗（＋），嘔気（＋）・嘔吐（−）❻
もともと大きな病気はないので大丈夫だと思うが，妙に不安になるいやな症状。きちんと検査をしてほしい。❼

【併存症❽】高血圧症（15 年前に指摘され内服治療中，普段は血圧 140/80 mmHg 程度），糖尿病（10 年前に指摘され食事・運動・内服治療中，HbA1c は 7％ 前後），慢性腎臓病（eGFR 40 台）
【既往症❾】心血管疾患（虚血性心疾患，脳血管障害，末梢血管障害）の指摘歴なし，気管支喘息・COPD 指摘歴なし，手術歴・輸血歴なし，アレルギー歴なし。
【内服薬❿】エナラプリル 5 mg 1×，アムロジピン 5 mg 1×，メトホルミン 750 mg 3×，グリメピリド 2 mg 2×。市販薬などの使用なし。
【家族歴⓫】妻と同居。兄と弟が高血圧・糖尿病あり，若年発症の心疾患や脂質異常症の患者なし。
【生活歴⓬】ビール 700 mL/日，喫煙 20 本/日×60 年。運動習慣なし。

【身体所見】中肉中背，意識ははっきりしていて会話もできるが不安そうな表情でシャツは汗で湿っている。⓭
JCS 0・GCS 15，BP 94/56，PR 96・欠滞あり，RR 26，SpO_2 92%（室内気），BT 36.8。⓮
頭頸部：結膜蒼白（＋），黄染（−）。頸静脈圧 5 cmH_2O。
胸部　：心音不整，S_3（＋），心雑音（−）。呼吸音正常，ラ音（−）。
腹部　：平坦・手術痕（−），圧痛・打診痛（−），拍動性腫瘤（−），血管雑音（−）。
四肢　：末梢冷感（＋）・じっとり汗ばんでいる，浮腫（−），末梢動脈触知良好。⓯

【検査所見】
血液：血算・肝機能正常範囲，BUN 20.1，Cr 1.23。CK 452，CK-MB 86，トロポニン T 陽性。⓰
心電図：洞調律＋PVC 散発，HR 90 台，V_{1-4} で ST 上昇（＋）。⓱
胸部 Xp：CTR 55％，ほか特記すべき異常なし。⓲

【問題リスト】
#1. 胸部絞扼感　#2. ショック

S・O の各項目の解説

■ 導入

見通しをよくするため，詳細に入る前にまず全体像と軸を明確にします。

❶ **Opening statement**：年齢・性別，背景，主訴の四つで全体像を要約。

❷ **主訴**：患者側の視点で今回の主題を明確に。基本的に「医学用語」に置き換えます。

❸ **受診理由・入院目的**：医師側の視点で今回の診療の目的を明記。必須ではありませんが，本人が困っていない場合や，本人と周囲の問題意識が異なる場合は特に重要です。

■ 現病歴

病気が発生してから現在に至るまでの出来事"全て"を記載します。

❹ **経過**：診断上最も価値の高い「時間経過」を明確に。医師が知った順番ではなく患者に起きた順番に並べ替え，かつイベントの前や間が抜けないようにします。

❺ **症状解析**：キーとなる症状の特性を，「痛みの OPQRST [★1]」などで詳述し，鑑別診断を絞るために重要な情報を提供します。

❻ **Review of systems**：頭のてっぺんからつま先まで，鑑別に関わる臓器系に絞って記載します。

❼ **ナラティブ** [★2]：「か・き・か・え」を記載。

■ 既往歴

生まれてから現在に至るまでの，既に確定している疾患の情報を網羅します。基本的には時系列で記載しますが，数が多い場合は臓器別・科別に整理したほうが見やすいです。

❽ **併存症**：今も活動性のある疾患。病状や治療内容，かかりつけ医なども併記。問題リストに登録され，評価・介入の対象

[★1] 痛みの OPQRST
　痛みのある患者に対して詳細な問診を行うための型の一つであり，系統的に決まった項目を聞くことで，鑑別診断を想起するために必要な情報を効率よく集めることができます。
　O（Onset）：発症様式
　P（palliative/provocative）：増悪・寛解因子
　Q（quality/quantity）：症状の性質
　R（region/radiation）：場所・放散
　S（Severity）：強さ
　T（time course）：時間経過

[★2] ナラティブな情報とは
　医師の視点で客観的事実を整理するだけでなく，患者の視点や価値観に沿った主観的情報も丁寧に把握することで，より適切な目標設定や患者医師関係の構築につながり，効率と満足度を両立させた医療を実践しやすくなります[1]。具体的には「か・き・か・え」アプローチという方法が便利です。
　か（解釈）＝今の状況・症状・病状をどういうふうに理解しているか。いわゆる「解釈モデル」。
　き（期待）＝今後自分がどういう状態になりたいか，もしくは医師に何を望むか。
　か（感情）＝今回の症状等でどんな気持ちになっているか。
　え（影響）＝今回の症状や受診などのため，日常生活にどのような影響がでているか。

S：Subjective data と O：Objective data

となることが多いです。
- ❾ **既往症**：過去に治癒した疾患。発症時期と治癒時期，後遺症の有無などを併記。主疾患の診断や方針決定の参考となります。輸血歴，アレルギー歴，妊娠・出産歴も忘れずに。
- ❿ **治療内容**：医原性の問題を検討しやすくするため，併存症・既往症と独立して記載すると有用です。
- ● **内服薬**：用量・用法も明記。他科や他院の処方薬，市販薬・漢方薬，サプリメントや健康食品も忘れずに。
- ● **手術歴**：過去に受けた全ての手術・処置を記載。

■ その他

その他の背景情報をまとめます。
- ⓫ **家族歴**：同居家族のほか，重要人物（介護上のキーパーソンや濃厚接触者）も記載します。人間関係も記載すると効果的な問題把握・介入に生かせます[2]。家族の疾患歴は，疑う疾患によって，血縁者（遺伝性疾患），同居者（生活習慣病），職場の濃厚接触者（感染症）など聞く範囲を広げます。
- ⓬ **生活歴**：ここまでの項目に含まれない，生活に関連した全般的な情報を記載します。鑑別診断によってどこまで聞くべきかがかなり変わってくることが多いです。
- ● **嗜好品**：飲酒・喫煙など。状況に応じて違法薬物やカフェイン，特定の食品の過剰摂取なども確認する。
- ● **生活習慣**：食事・運動，排泄状況など。
- ● **社会歴**：仕事，交友関係，居住地・家屋など。

■ 身体所見

医療者が，現時点で直接観察した身体診察の結果をまとめます。
- ⓭ **全身状態**：パッと見の重篤感・ABC（Airway, Breathing, Circulation）の評価。
- ⓮ **バイタルサイン**：重症度・病態判断に必須。意識（JCS/GCS）→循環（BP/PR）→呼吸（RR/SpO_2）→体温（BT）の順番に記載すると病態をイメージしやすいです。
- ⓯ **全身診察**：上下（Head to Toe），前後（背部は見落としが多い），全身性所見（特に神経・血管系）の順番で記載するとモレが少ないです。頭頸部→胸部→背部→腹部→腰部→会陰部→四肢→神経系・筋骨格系→血管系，皮膚系など。

■ 検査所見

その時点でわかっている検査結果。これも，以下のように三つに項目を分けると見落としが少なく，またカルテを読むときも一定のパターンなのでスムーズに頭に入ってきやすいです。
- ⓰ **検体検査**：尿→血算・生化学・凝固→血液ガス→感染症検体（グラム染色・培養）等
- ⓱ **生理検査**：心電図（→スパイロメトリー，エコー）等
- ⓲ **画像検査**：単純 Xp→CT 等

有益性と限界

カルテ例の症例では，かなり多くの情報が出てきましたが，S・Oの基本の型にうまく収まっていると思います。

ある程度経験のある医師は基本的にこの形で情報処理することに慣れているため，この順番で記載やプレゼンができることで，指導医との意思疎通がスムーズになりよりよい指導を受けられる可能性が高まります。

自習のためにケーススタディーのテキストを読むときも，外部の学習会やセミナー，学会等に参加するときも基本的にはこの順番に沿って患者情報が提示されます。生涯学習を円滑に行うためにも早く慣れてしまったほうがよいでしょう。

もちろん，病院によっては他のフォーマットでの記載を求められることもあるでしょう。併存症・既往症を分けずに「既往歴」の項目しかない場合などがそれにあたりますが，この場合も

【既往歴】
・併存症…
・既往症…

と枠の中で基本の型を再現すれば大抵の場合問題はありません。

指導医が他の記載方法を許さない場合は難しいですが，それでも自分用のメモでは基本の型を意識し，カルテでも既往歴の中で併存症と既往症は改行して分けて書く（項目名は書かずに）という方法もあります。

とにかく「医師としての研修のごく早期に，基本の型を繰り返し繰り返し実践し体になじませること」が重要なので，与えられた環境の中で精いっぱい頑張ってみてください。

参考文献
1) モイラ・スチュワート（著），山本和利（監訳）：患者中心の医療．診断と治療社，2002
　↑患者中心の医療の実践の方法について詳しく解説されたテキスト．
2) S. H. マクダニエル，他（著），松下明（訳）：家族志向のプライマリ・ケア．シュプリンガー・フェアラーク東京，2006
　↑家族図や家族関係についての記載の重要性をわかりやすく解説しているテキスト．

3 基本の型 SOAP ②

A : Assessment

S・Oの次は，医師によるカルテ記載のキモとも言える「A：Assessment」についてじっくり説明していきます。

「A」には，医師にしか出来ない「診断」や，医療チームのリーダーとして行う「方針」決定といった，医師の仕事上とても重要な内容を記載します。「診断」の結論やその根拠が曖昧だったり，他職種から見て「方針」が見えにくい冗長な記載だったりすれば，診療の間違いや遅延につながる可能性もあります。

それだけ重要な「A」ですが，S・O以上に書くべき内容や記載形式が曖昧で，医師によって書き方の違いが大きいと感じています。つまり，指導医の書き方の見よう見まねでは正しい書き方を身につけることは難しい項目です。この章で「正しいAの書き方」を習得しましょう。

Assessment ≒ Interpreter

再び RIME モデル（☞3頁「基本の型を身につけよう」）の話です。

アセスメントは集めてきたSやOの情報を元に病態を「解釈」する部分であり，当然「I：Interpreter」としての能力が求められます。しかし，実は4段階のうち「ReporterからInterpreterに移行するステップ」が一番難しいと言われています。

Reporter は情報を集めることや勉強することなど努力の「量」が求められますが，Interpreter は自分の頭で"考える"ことが求められ，努力の「質」も重要になってきます。大学までの勉強では"考える"ことを求められたり評価されたりすることが少ないため，いわゆる優等生や成績優秀者でも Interpretation が苦手な人はたくさんいます。

学び方の「質」を変えていくためには，事前学習で理論武装を重ねるよりも，「まず自分で考え，その考えに対して指導医から繰り返しフィードバックをもらうこと」が非常に重要です。そのためには簡潔で他の人にわかりやすい「A」を記載し，指導医に聞いてもらうか読んでもらってフィードバックを得ることが重要になります。メモ書き程度の乱雑なAではこの目的は達成されませんので，「誰が読んでも読みやすいA欄記載は自分の成長のため」と思って頑張ってみてください。

S・OとAの区別，Aの定義

S・OとAの区別で迷う人はあまりみか

けませんが，あえて違いを定義しておきます．

S・Oは「事実」なので，推測や想像で勝手に補ってはいけません．取ってきた情報の量と質がそのまま反映される欄です．

一方で，Aは「意見」です．単に事実を羅列するのではなく，データを元に自分の意見を述べます．診断基準丸写しや指導医のコメントの転記ではなく，それらも判断材料の一つとみなして「自分の意見」を書いてください．

ただし義務教育では，科学やビジネスの領域で求められる「説得力があり読みやすい文章」を書く方法は教わっていません．そのためか，SやOなら型に当てはめて簡潔に書けるのに，意見や考えを書こうとすると，途端に冗長な小学生の感想文のようになってしまう人が多いと感じています．

きちんとした型に沿って，明確に自分の意見をまとめられる能力を身につけましょう．なお，Aは「医師の意見」なので，Sと異なり主語は自分（医師），時制は現在形になります（☞ 13頁「基本の型 SOAP①SとO」）．

例　○：（私は）心筋梗塞と考える．
　　×：患者は心筋梗塞を起こしたと考えられた．

Aの基本の型

アセスメントには，大きく分けて「問題リスト（プロブレム名）」と「病態分析」の二つからなっており，病態分析はさらに三つの要素から構成されます．

〈Aに含まれる項目〉
■**問題リスト**
　プロブレム名
■**病態分析**
　Brief summary
　鑑別診断と根拠
　方針

S・Oの情報が少ない安定期の経過記録であれば「Brief summary」を省略したり，確定診断がついた後は「鑑別診断と根拠」のところで合併症や病期分類を記載したりといった応用はありますが，それらの詳細は後の「応用の型」で述べます．まずは「基本の型」を使いこなせるようになり，退院時要約や認定内科医レポートなどのフォーマルな書式でも堂々と記載できるようになりましょう．

本書で提案するAの書き方は，「総合プロブレム方式」[1]を基本に，認定内科医試験のレポート記載要項[2]なども参考にして作り上げてきました．患者の状態がほかの医師やコメディカルにも理解しやすく，かつ研修医自身の診断推論能力向上にも役立つよう工夫して作った「型」です．

現在筆者はこのフォーマットを基本にして研修医にカルテやサマリー記載を指導しています．使いこなすまで一定の練習・指導が必要ですが，コツをつかめばすぐに理解し上達していきますので，みなさんもぜひ実践してみてください．

では次に，カルテ例をもとに，Aの各項目を解説していきます．

Aの良いカルテ例　　急性疾患初診時のカルテ記載例（☞ S・O は 14 頁，P は 28 頁）

【問題リスト】❶
#1. 胸部絞扼感→ACS（STEMI），#2. ショック❷

【初期評価】
〈文章形式〉
#1. ACS（STEMI）
　多重する心血管リスク（高血圧・糖尿病・喫煙）を認める患者の，冷汗と嘔気を伴い 30 分以上持続する胸部絞扼感。❸
　心電図異常と心筋逸脱酵素上昇を伴い，急性冠症候群（ACS）のうち STEMI の基準に合致する。鑑別診断としては心膜心筋炎，たこつぼ型心筋症，心筋以外からの酵素逸脱が挙げられるが，諸検査の結果からその可能性は低いと見積もっている。❹
　禁忌がないことも確認できればアスピリン等の内服治療を開始しつつ，迅速に PCI につなげる。❺
　ただし，心機能のわりには重症感・バイタル異常が強いため，#2 についても同時並行で精査を進める。❻

〈箇条書き形式〉
#1. ACS（STEMI）
Definite…ST 上昇型心筋梗塞（∵ 典型的なリスク・症状，検査所見）
Unlikely…心膜心筋炎・たこつぼ型心筋症・心筋以外からの酵素逸脱❼
#2 の対処をしつつも，AHA のプロトコルに沿った迅速な PCI が必要なため循環器コールする。❽

　「記号を用いた箇条書き形式」の型は忙しい日常臨床での使い勝手がよいです。しかし，他院への紹介状や専門医試験のレポートなどフォーマルなものの場合は，「記号を用いない文章形式」の型のほうがよい場合もあります。カルテ記載例には両方示しましたので，状況に応じて自由に使い分けてほしいと思います。

❶問題リスト欄：複数のプロブレムがある場合は，最初にまとめて記載する欄を用意する。
❷プロブレム名：その時点で最も深化（後述）させた名前を記載する。
❸Brief summary：プロブレム名を付けた根拠となる S・O の情報を踏まえつつ，このプロブレムの全体像を簡潔にまとめる。
❹鑑別診断と根拠：最も疑うものを最初に記載し，その他の鑑別診断を後に書く。
❺方針：今後どうなるかの見通しを共有できるように簡潔に書く。超急性期の場合は長期方針までは書けないことも多い。
❻特記事項：ここまでの項目やこのプロブレム内で説明しきれず他プロブレムに影響することなどを補足する。
❼Brief summary と鑑別診断を兼ねている。（∵　　　）の中が根拠で，S・O 欄に詳細は書いてあるためあえてここでは繰り返さずこれくらい簡潔な記載で十分。
❽方針とその他を兼ねて記載している。

Aの各項目の解説

■ 問題リスト

❶**問題リスト欄**：「プロブレム名」を列挙します。

　医師として，健康管理上「分析や介入する必要あり」と判断した事項は全て列挙。既に判明している疾病でも現時点で分析・介入の必要がなければ扱いません（Sの既往症・併存症欄に記載します）。

　列挙する順番は，急性期病棟においては「重要度順」。例外はたくさんあり，家庭医療のように心理・社会的側面まで対応する場合はどうしてもプロブレム数が多く複雑になるため，「医学的問題→心理的問題→社会的問題（家族・仕事・経済的問題など）」の順に記載したほうが把握しやすくなります。また，外来のように長期間使用する場合は診察のたびに少しずつ追加されていくため，その都度並び替えをしなくて済む「発生した順（時系列）」が一般的です。

　また，可能であれば，SOAPの中ではなく独立した「問題リスト欄」を作ります。紙カルテであれば別紙を，電子カルテであれば専用の記載欄やSOAPの一番上など，SOAPの流れと独立して閲覧できることが重要です（当院では，SOAPの上に「#」欄があり，そこに毎回コピペしています）。「常に問題リストを参照できる」状況にしておくことで，患者の全体像を把握しながらSやOを整理して記載することができます。また，問題リストの変化（後述の深化・統合など）が発生した場合も，いつでも参照・修正できる場所に問題リストがあれば，その都度問題リストを修正することで常に最新版の状態を維持できます。

　A欄に問題点を列挙しているので，それと別に問題リストを作成・表示する必要がないという考えもありますが，実用上はあまり有用とは思えません。A欄にプロブレム一覧を記載した場合はその日の評価も書き足すことが多いため（「#1.糖尿病→コントロール良好」など），そのまま翌日にコピペすると深く考えずに古い評価内容が延々とコピーされてしまうリスクがありますし，毎日きちんと評価を書く場合も「コピペ→前日評価を消す→今日の評価を書き足す」という手間が発生してかなり面倒になります。

❷**プロブレム名**：プロブレムの「名付け」のための，具体的な手順は以下のとおりです。

0. キーワードリスト作成

　S・Oの一覧から，意味のあるもの（Pertinent[3]なデータ≠基準値からはみ出た異常値）を抜き出します（☞11頁 column「意味のある情報，意味のない情報」）。

1. 特定の病態に関連していると思う複数のキーワードをまとめて，プロブレム名を付ける

　診断学のテキストの目次にあるような「鑑別診断を考えやすい名称」を選びます。胸痛や嘔気などはそのまま鑑別を調べやすいですが，患者のセリフそのままで「なんとなく体が

重い感じ」は「労作時息切れ」や「易疲労感」などに置き換えないと扱いにくいです。

2. **「診断学的に有用な形容詞（Semantic qualifier：SQ）[4]」をつける**

   例：「関節痛」を「急性・単・大・関節炎」とすると，慢性・多発・小・非炎症性関節疾患を除外でき，化膿性・結晶性・外傷性関節炎の三つにまで鑑別を絞れます。

3. **他疾患が除外されれば，「確定診断名」を記載**

   ただし，他疾患除外前に「○○病疑い」としてはいけません。「○○病であってほしい」という思いから，矛盾する情報を軽視しやすく，また診断が外れた場合は診断推論を一からやり直す必要が生じてしまうからです。

4. **診断確定後も追加情報で「深化」させる**

   深化の例：
   胸部絞扼感（心疾患以外も幅広く含む）
   →急性冠症候群（心筋梗塞以外も含む）
   →急性心筋梗塞（他の疾患は除外済み）
   →急性前壁心筋梗塞：#1．100％閉塞。Nohria 分類 4，ショック合併（#2 と統合し合併症も併記）

このように徐々に問題リスト名が具体化していく流れを「**深化**」と呼び，入院カルテであれば深化を進めた結果，退院時に全てのプロブレム名が厳密な病名になっているのが目標となります。

また，外来や入院経過中に**マイナープロブレム**が発生することがあります。既成の問題リストに収まらずどこに記載してよいか迷いますが，「#a．一過性プロブレム」としてアルファベットを振っておくとよいでしょう。病名が付けば，正式なプロブレムに昇格するか既存のプロブレムに統合し，治癒した場合は終了日を併記して終了します（☞ 25 頁 column「シャープ？ ナンバー？」）。

とにかく問題リスト上には，その患者における全てのプロブレムが，「番号またはアルファベット付き」で列挙されているよう徹底しましょう。

■ 病態分析

❸ **Brief summary**：入院初日や外来初診時などS・Oの情報量が多い場面ほど有用。カルテやプレゼンの冒頭で症例の全体像が伝わるように述べる「Opening statement」の，個別プロブレム版のようなもので，プロブレムの全体像が伝わるように要点を記載します。各プロブレムの概要や名前を付けた理由，各鑑別診断を挙げた理由が読む人に伝わるように具体的に，かつ"ひと息でしゃべれるよう"簡潔に書きます。具体的には 2～3 行程度，1 文に収めるとよいでしょう。

これをまとめることで以後の考察を簡潔に書けるようになり，指導医への相談・プレゼンもスムーズになります。

❹ **鑑別診断と根拠**：ここがAの肝である，担当医としての「意見」を記載する場所です。最初に結論である「鑑別診断名」を，その後に「根拠となるデータ（S・Oの情報）」を書きます。また，珍しい疾患や飛躍したようにみえる根拠の場合は，「根拠を支える情報（参考にした診断基準や

テキストなど）」もこの後に追記します[★1]。日本語特有の「理由をだらだら並べて，最後に結論を濁しながら書く」形式だと何を考えているのかが読み取りにくいため，英文のように「最初に結論→その後に理由」という順番を守ります。

診断未確定な状況では「鑑別診断」を最低三つ考え，さらに「重み付け」も行います。正確には definite（確定），probable（可能性高い・8〜9割），possible（可能性あり・50％前後），less likely（可能性低い・2〜3割），unlikely（否定的・数％），ruled out（除外済み）に分けますが，複雑な事例でなければ大雑把に S/O（Suspect of の略，可能性高い），R/O（Rule out の略，可能性低いが危険なため除外したい）の2段階程度で記載することも多いです。診断名が思いつかない場合でも，どの臓器系（S/O 循環器系，R/O 呼吸器系など）や病態（S/O 感染症，R/O 薬剤性など）を疑うのか記載すれば，診断を絞り込んでいくことは可能となります。

次に，なぜその診断名を考えたのかの「根拠」を明示します。矢印「←」でつなげるか，数学記号の「∵（なぜならば）」の後に箇条書きにすると簡潔に表現できます（☞20頁カルテ例❼）。根拠を明示することで診断推論過程の誤りを指導されやすくなり，Reporter から Interpreter への成長が促進されます。

❺ **方針**：よく誤解されていますが，方針と計画（SOAP の Plan）は別物です。前者は，ここまでの鑑別診断やその根拠を踏まえて短期と長期のおおまかな方向性を提示します。一方で後者は，具体的な実行計画となります（次章で詳しく解説）。

❻ **特記事項**：上記の枠で書ききれないこと（診断について矛盾する点，どのプロブレムにも当てはまる患者全体をマネジメントする上での注意点など）は，A欄の最後に，できるだけ簡潔に記載します。

有益性と限界

Brief summary があることで忙しいときには S・O を長々と読まなくても状況が把握できますし，意見→根拠の順番で書くことで何を考えているかもざっと拾い読みできるカルテになることが伝わったでしょうか。複雑な事例の病状を整理する必要のある総合診療病棟のカルテではこの方式が最も力を発揮します。

[★1] **根拠も明示することの重要性**

論理的文章や英語でのビジネス文書では，自分の「Claim：意見・主張」は，必ずその主張の元となる「Data：データ」と，そのデータに必然性があることを指示する「Warrant：論拠」が必要とされます[5]。例えば，「CRPは肺炎の診断に寄与しない（Data）」という論文が NEJM に掲載されており，NEJM は権威ある医学雑誌（Warrant）なので，肺炎を疑う患者では CRP は取らない（Claim）」という主張です。明確な論理構成であるため，「その論文はその後の追試で否定されているよ」とか，「NEJM でも実際は○％の確率で科学的に不適切な論文が載っているよ」というふうに Data か Warrant に対して議論ができます。

一方で，これら Data・Warrant が欠けた主張に対しては，「いいから CRP とれよ！」というように主張に対する否定か，「よくわからないけど CRP 取らないんだね，いいんじゃない」という曖昧な肯定の2択しかできず，研修医の学びになるような指導医との議論になりません。必ず根拠（基本的には Data の提示，必要に応じて Warrant での補足）を述べるようにしましょう。

一方で，短期間で主病名だけに対応する場合（臓器別内科や外科系で，すでに確定した疾患に対する治療目的の入院など）や，患者のバイタルサインが崩れている救急現場では，丁寧なアセスメント記載は冗長になりやすく指導医に怒られたり看護師からの信頼を失ったりする可能性すらあります。

　慣れないうちは文章形式でじっくりと頭を整理したほうがいい練習になりますが，診断が明らかな場合や緊急性が高い場合は，短時間で書き終えることができる箇条書き形式で圧縮して書いたほうがよいでしょう。記載のスタイルが異なるだけで内容は同じであり，文章形式でも箇条書き形式でも診断推論の論理構成に遜色はありませんので，慣れてくれば常に箇条書き形式で書けたほうがよいと筆者は考えています。

　以上の点に注意して，さまざまな症例で工夫しながらアセスメントを書いて練習を積んでください。

参考文献
1) 栗本秀彦：総合プロブレム方式——新時代の臨床医のための合理的診療形式．プリメド社，2007
　　↑総合プロブレム方式といえば，そしてカルテの書き方といえばこの本。
2) 日本内科学会ウェブサイト，認定医制度——病歴要約作成の手引き
　　https://www.naika.or.jp/nintei/byoreki/b_tebiki.html（最終アクセス 2015 年 3 月 15 日）
　　↑内科学会認定医取得のためのレポートで求められる書式について解説あり，学会会員であれば書式や記載例もダウンロードできます。
3) 大西弘高（編）：The 臨床推論——研修医よ，診断のプロをめざそう！　南山堂，2012
　　↑臨床推論についての専門的な用語も交えた考え方が解説されており，理解を深めるために有用な名著。
4) 生坂政臣（編著）：めざせ！外来診療の達人——外来カンファレンスで学ぶ診断推論．日本医事新報社，2010
　　↑診断推論を行うための考え方について，症例ベースでわかりやすく解説されている名著。必読です。
5) 横山雅彦：高校生のための論理思考トレーニング．ちくま新書，2006
　　↑論理的な文章を書くための基本的な考え方が丁寧に解説されています。医師が書く文章はカルテ・書類など全て論理的である必要があり，研修医のうちに一度は読んでおいてほしい書籍です。

`column`

シャープ？ ナンバー？

プロブレムの頭に付ける「#」の記号，なんて読んでいますか？
実はこれ，「ナンバー」と呼ぶのが正解で，「シャープ」とは全く別の記号なんです。

#：番号記号・ナンバーサイン・ハッシュ記号
　数字などの前に置かれる「順番」を示す記号。電話機のボタンにあるのも，パソコンのキーボードで「Fn＋3」で出るのもこれ。
♯：シャープ
　音楽記号。楽譜に載っており，ヨコ線を斜めにすることで五線から見分けやすくしてある。

　カルテと音楽とは全く関係ないので，問題リストに使う記号はプロブレムの順番を示す「#：ナンバー」でなければいけません。
　ナンバーサインはそもそも「数字とセット」で使われることが前提の記号なので，プロブレムに番号を振らないのもルール違反です。

間違い　「# 腹痛，# 発熱」……優先順位の不明な羅列
正解　　「#1. 急性虫垂炎，#2. 糖尿病，#a. 貧血」……優先順位が明確
　正式プロブレム（確定病名）は数字を振る（#1，#2，#3……）
　仮プロブレム（症状・所見，一過性，マイナートラブル）は小文字アルファベットを振る（#a，#b，#c……）

　「ナンバーサインは番号やアルファベットと一緒に記載する」というルールは，何も記号学的な約束というだけでなく，実臨床上も重要です。
　番号・アルファベットが振ってあれば，数日動きがなくて医師の頭のなかからもカルテ上からも忘れ去られてしまったようなプロブレムがあっても，欠番となっていることで「あっ，そういえば3番はしばらく対応してなかったな」と思い出せます。退院間際に思い出して久しぶりに採血したら悪化していたとか，退院後に退院時要約を書きながら思い出して慌てている研修医がたまにいますが，番号を必ず振っておけばこういうことは防げます。
　初期研修医でまだプロブレム名の付け方や病態の把握に自信がない場合や，救急外来・入院初日で病名がどうまとまるかの見通しがつかない場合も，とりあえず仮プロブレムとしてアルファベットで登録しておけば問題ありません。全体を把握できたら統合しつつ正式プロブレムに昇格すると，キレイに重要度順に並べやすくなります。

参考文献
Wikipedia「番号記号」
http://ja.wikipedia.org/wiki/番号記号（最終アクセス 2015 年 3 月 15 日）
↑シャープとナンバーの違いについて簡単な解説。

4　基本の型　SOAP ③

P：Plan

これまでに基本情報となるSとO、病状を詳細に分析するAについて説明しました。本章ではこれらを踏まえて、具体的な介入計画を記載する「P：Plan」について解説します。どんなに素晴らしい診断推論ができていたとしても、実際に患者に適応する段階がお粗末では十分に効果が発揮されません。アセスメントの成果をそのまま反映できるプランの書き方を身につけましょう。

Plan ≒ Manager

RIMEモデル（☞3頁「基本の型を身につけよう」）に照らし合わせると、プラン記載には「M：Manager」に相当する能力が求められます。

単純な問題（病名が一つ）であれば、アセスメントで検討した診断に関して自分で調べたり、指導医に聞くことでどうすればいいかはわかるため、あまり困難を感じないでしょう。しかし、だからといってプランを適当にしか書かないようでは、学習者として「InterpreterからManagerへ」の成長が得られずもったいないと思います。

プランを適切に書くには、マニュアルや文献を読み込んだり指導医と相談したりしながら、**現場で自分が実施可能な具体的な記載にまで落としこむ**必要があります。そして、計画通りに実践してみて初めて、自分の理解の曖昧な部分に気付けるため、必然的に学習レベルが深まり実践的な生きた知識が身につきます。

また、プランが書けていない研修医は「何をするかわからない」と指導医を不安にさせます。自分の知識や判断を反映させたプランを明確に記載しプレゼンできる研修医は「実力を越えて危ないことはしないだろう」と安心できるため、次々と仕事を振ることができます。このようにして、実践的知識と臨床経験が積み重なっていくことで、InterpreterからManagerへと成長していけます。

適切なプラン記載を習得するためには、情報の調べ方・活用方法（Information literacy）や文献の批判的吟味などのEBM（Evidence based medicine）、指導医とのコミュニケーション、多くの専門医やコメディカルとのネゴシエーションなどのさまざまなスキルが必要とされます。しかし本書の範疇を超えるためここでは深くは触れず、「手元にある計画をわかりやすく記載する」ことに特化して説明していきます。

Aの方針とPの計画の違い、Pの定義

AとPの違いも一見明確なように見えま

すが，アセスメントの最後に記載する「方針」と，プラン＝「計画」の違いについては曖昧になりやすいところですのでここで整理しておきましょう。

例えるなら，「最近仕事も大変だったし，パーッと飲みに行って気晴らししよう！」という上司の**考え・提案**が「**方針**」であり，幹事などの「〇月〇日△時からA店を幹事名Bで予約，□コースで会費は〇千円」という**詳細情報・行動目標**が「**計画**」です。「方針」だけで「計画」がないカルテだと現場にどのような混乱が出るかは，この例えだけでも十分伝わるでしょう。

方針だけで詳細な計画がないと何をすればいいかがわからず，逆に具体的な計画だけだと全体像が把握できず見通しが悪くなります。主治医の意向を他職種と共有するためにも，両方を併記したほうがよいでしょう。

なお，方針は現状認識とセットで決まってくるおおまかな方向性のためA欄に記載するほうが相性がいいですし，方針だけでは誰が何をすればいいのかわからない曖昧さが残るためP欄に記載する内容としては不適切です。

Pの基本の型

膨大な項目を列挙することになります。一定の"型"にのっとって順番に書くクセをつけることで，書き忘れや読み間違いのない簡潔な記載方法を身につけましょう。

一般的には治療プラン（therapeutic：Tx），診断プラン（diagnostic：Dx），教育・説明プラン（educational/explanatory：Ex）の三つに分けて書きますが，カルテ例では家庭医療の視点から予防プラン（preventive/prophylactic：Px）や福祉プラン（welfare：Wx）も追加しています。PxとWxは筆者オリジナルの型なので外部向け文書では通じません。しかし，外来初診や入院初日などプランが膨大になる場合は抜けを防ぎやすく使い勝手が良いため，状況に応じて活用しています。

〈Pに含まれる項目〉
Tx）　根治療法，支持療法，対症療法など
Dx）　診断，経過観察
Ex）　説明，教育
Px）　疾病予防，健康増進
Wx）　福祉サービス，退院調整

プランの記載は，簡潔・明確で，誰でも間違いなく理解して実行できることが重要です。

使用する薬剤や医療器具は商品名で，用量・用法・単位なども明記しましょう。論文など外部向け文書では一般名がよいですが，医療現場では一般名で記載すると他職種や患者が混乱するため実践的ではありません。略語は論外です。

また「5W1H」のうち「いつ，誰が，どこで，どうやって，何をする（「なぜ」はAで記載済み）」のかを明確にしましょう。多くのプランを他職種と連携して実行するには，「誰が」の要素は必須です。しばらく後で実施するプランでも，その日のカルテに記載し「いつ」を併記します。そのプランの根拠はその日のカルテのS・O・Aにしかありませんし，「その日が来たら記載しよう」と思っていると忘れてしまうこともあります。もちろん大至急の場合はその旨を書き，複数のプランを実施する順番・優先順位にまで言及すべきです。

では次に，カルテ例をもとに，Pの各項目を解説していきます。

| Pの良いカルテ例 | 急性疾患初診時のカルテ記載例（☞ S・O は 14 頁，A は 20 頁）|

【初期評価】
#1. ACS（STEMI）
AHA のプロトコルに沿った迅速な PCI が必要なため循環器コールする。❶

【初期計画】
Tx) ❶ニトログリセリン 20 mg + 5％ ブドウ糖 50 mL を 4 mL/時で持続静注開始。
バイアスピリン 100 mg 錠 2 錠をかみ砕いて内服，プラビックス 75 mg 錠 4 錠を内服，酸素は 2 L/分で鼻カヌラより投与。
Dx) ❷心カテ室が準備できるまでの間にベッドサイドで心エコー検査を実施する。
30 分以内にカテ室で CAG（冠動脈造影検査），PCI（経皮的冠動脈インターベンション）を開始するため，看護師から各スタッフに連絡を取ってもらう。
ECG・SpO₂ 持続モニタリングと，血圧・意識も 5 分ごとに再評価する。
Ex) ❸本人と妻に，○○時の時点で，ベッドサイドにて，CAG 説明用紙を用いて病態と治療方針を説明した。
病状が安定したら禁煙教育と食事・運動療法の処方を行う。
Px) ❹退院前に，二次予防としてレニベース（ACE-I）・メインテート（β blocker）・リピトール（スタチン）・バイアスピリンが入っていることを確認する（パス参照）。
ニューモバックス（肺炎球菌ワクチン）・インフルエンザワクチンの提案と，禁煙外来通院希望の確認を行う。
病態が落ち着けば 1 年以内に外来で癌検診も勧める。
Wx) ❺診断確定次第，退院後も継続できる回復期外来心リハの手配を行う。
入院費支払い困難と予想，各種サービス手配を MSW に相談。

❶アセスメントに含まれる「方針」。「とりあえずカテをやる！」という大枠をつかめる。
❶治療プラン：具体的な商品名や用量・用法も明確に記載。
❷診断プラン：診断のための検査以外に，経過観察プランや検査のための手配・手順も記載。
❸説明プラン：インフォームド・コンセントの内容だけでなく，食事・運動療法などの動機付けの記載も重要。
❹予防プラン：病名や年齢性別ごとにやることはほぼ決まるので，時間的余裕と知識さえあれば初診時・入院時でも書けるようになる。訓練次第。
❺福祉プラン：いずれも調整・申請に時間がかかるので，「早期」に，急性期病棟であれば初日から動き出すべき。忘れずに記載し，指示する。

Pの各項目の解説

❶ **Tx）治療プラン**：適切な治療で速やかに患者の病状を改善させます。主治療（根治療法）だけでなく，そのほかの治療も忘れず記載します。支持療法（バイタル蘇生，臓器サポート）や対症療法（鎮痛・鎮静など），生活のケア（看護），障害のケア（リハビリ），心のケア（精神療法など）が該当します。

❷ **Dx）診断プラン**：何を観察していくかを明確にし，病状の誤認や判断の遅れを防ぎます。身体診察・検査の予定や他職種への観察指示も含みます。「診断確定」のための評価のほかに，「経過観察」や「治癒判定」の方法も記載します。

❸ **Ex）教育・説明プラン**：動機付けによるアドヒアランス向上や，心理ケアによる不安・苦悩軽減を目指します。病状の「説明」や検査・治療方針の「同意」だけでなく，"自ら効果的な治療に取り組む"ような「教育（食事，運動，薬剤，セルフケア）」も含めます。

❹ **Px）予防プラン**：「将来のための働きかけ」で，今後患者に新たな疾病負荷が加わることを防ぎます。日本の医学教育で著しく欠けている項目ですが，将来にわたって担当患者の健康が維持されるために重要であり，目の前の疾患の治療にとらわれて忘れないように記載します。予防接種や癌検診，禁煙，節酒指導などが含まれます。

❺ **Wx）福祉プラン**：本人以外の「家族や制度への働きかけ」で生活の負担を軽減させます。介護保険・身体障害者制度等の活用や家族への教育・支援，退院調整やケアプラン相談を含みます。

有益性と限界

初日からカルテ例のように明確な計画が立てられれば，その後の診療はスムーズなものになるでしょう。

指示は全て指示簿に記載することになっている紙カルテや，カルテの直後に検査・治療等のオーダーが表示される電子カルテなどでは，「指示記録」としての意味は薄れてしまいます。特に忙しい救急の現場では，P欄に方針だけを書いて具体的な指示はオーダー参照としてしまうことも多いです。

しかし，オーダーミスを起こしてしまった場合でもプランがきちんと書いてあれば誰かが間違いに気付き，患者の安全を守ることができます。また，自分の責任で記載することで記載内容の一字一句に注意が向き，根拠を慎重に調べるクセもつきやすくなります。少なくとも初期研修のうちは，マメに「計画」としてのプランを書くように意識したほうがいいでしょう。

また，患者診療直後・カルテ記載中は頭の中に担当患者の全ての情報があるため迷うことはありませんが，次の診察まで間が

空いてしまう場合や複数の患者を同時並行で担当している場合は，何をすべきかを忘れたり他の患者のプランと取り違えてしまうことがあります．明確かつ具体的に書かれたプランはそのまま患者ごとのToDoリストになるため，プランのコピーを持ち歩けば，多くの患者を担当していても混乱が減り，業務効率が改善します（☞118頁おまけの型「病棟患者管理シート」）．また，外来などのように久しぶりに診察することになる場合は，前回やったことの一覧が整然と書いてある計画があれば，前回診察中のことを短時間で詳細に思い出すことができスムーズに診察に入れます．

ExやPx，Wxの項目は，年々在院日数の短くなる急性期病院では全て実行できないこともあると思います．その場合も，退院後に外来で経過をみることは多いため，優先順位や時間の制約のため実行できなかったプランは外来担当医に退院時要約や紹介状で確実に申し送りましょう．

患者にとって必要だと考えたプランが忙しさを理由に実行されないことのないように，「必要なプランは必ず書き出す」「日々プランを消化していく」「未実施プランは申し送る」の3点をきちんと守ってみてください．

*

ここまで，どんな場面でも通用する「基本の型」について，「S・O→A→P」の順に沿って説明してきました．

各項目にどんな情報を書けばいいのか，書くときの注意点など理解できたでしょうか？　武道の型稽古と同じで，一度通読しただけでいきなり書けるようになるわけではありません．それでも，常に基本の型を意識しながらカルテを書き，書いてみて疑問に思ったら該当ページを読み直して理解を深め，可能であれば指導医や同僚に見せてチェックしてもらうという流れで練習を重ねれば，徐々にですが確実に身についていくと思います．

次の「応用の型」では，病棟，外来，救急，往診などシチュエーション別に記載のコツを解説していきます．応用を学ぶ上でも，その根底には常に「基本の型」があるので，実践していて迷うことがあれば基本の型を参照し直すようにしてみてください．

応用の型

応用の型を身につけよう

「基本の型」をベースにして，さまざまな診療場面のニーズに合わせて変形させたものが「応用の型」です。「SOAP」形式や「問題リスト」などの基本はそのままに，その場で求められるカルテ記載の詳しさと所要時間とのバランス，診療内容や診療の流れなどを考慮した，実践的なカルテの書き方を提示します。診療やカルテ記載にある程度慣れてきたら，応用の型も意識した練習を追加して，現場の即戦力として役に立てるレベルを目指しましょう。

「優秀な学生」から「戦力として役に立つ研修医」へ

「基本の型」の部では，どんな場面でも大切な SOAP 形式について解説しました。ここで書かれている基本を繰り返すことで，「きちんとしたカルテを書くことができる」段階までは到達するでしょう。しかし，これだけでは「優秀な学生」にはなれても，「戦力として役に立つ研修医」のレベルまではまだ一歩届きません。「カルテ」単独として美しくわかりやすくまとまっていたとしても，「その診療現場で求められる情報」が「その現場のスタッフがわかりやすい形式」で記載され，しかも「その現場の診療スピードや求められる深さ・詳細さ」に合わせて書けなければ実践では使い物にならないのです。

表 各セッティングの特徴一覧

		診察・カルテ記載に使える時間	事前情報・問題リスト	患者の重症度	患者の関心	他職種の関心	
入院診療	入院初日	数十分～数時間	少ない	一般に重症だが未知	疾患の診断・治療	多彩な病棟スタッフが介入開始するための主病名や治療方針を知りたい	34 頁へ
	入院翌日以降	数分～数十分	十分	一般に軽快傾向だが急変あり	今の病状の良し悪し	病棟スタッフが現在の病状や短期的見通しを確認したい	48 頁へ
	退院前後	数十分～数時間	十分～過剰	安定（退院直前や退院後）	退院後のケア内容など	退院後関わる外来・在宅スタッフが入院中の出来事や退院後の注意点を知りたい	58 頁へ
外来診療	初診外来	数分～20分	少ない	一般に軽症，時に重症者が紛れる	不安の解消，安心・納得	看護師が検査・処置，次回受診の説明に必要な情報を知りたい	68 頁へ
	継続外来	数分～10分	多いが分散	一般に安定	さまざまだが一般に順調であることの確認	次回診察する医師や看護師が前回の診療内容や今回の課題を知りたい	78 頁へ
訪問診療		数分～10分	多いが分散	一般に安定	さまざまだが一般に安定していることの確認	訪問看護師や介護職が方針確認のための病状や説明内容を知りたい	88 頁へ
救急外来		数秒～数分	少ない	一定の確率で重症者が交じる	苦痛の緩和や救命	各職種が重症度や仮病名，迅速に間違いなく処置を行うための明確な指示がほしい	98 頁へ
集中治療		数分	多いが不十分なことも	全例が重症～超重症	生命の危機の離脱	各職種が複雑で重度な病態を把握し自律的に高度なケアを提供するための指針がほしい	108 頁へ

表に示したように多様な診療状況があるため，一つだけの型では対応しきれないことは想像してもらえるでしょうか。もちろん，「基本の型」さえきちんと身につけて繰り返し修練していけば，あとは現場で少しずつ形を変えていく（型破り）ことでそれなりのレベルにはなるでしょう。しかしその場合はかなりの時間と試行錯誤を求められ，最終的にまともな記載方法を身につけられるかどうかは運の要素が大きいと思います。

セッティングごとの「型」を学ぼう

ここで，基本の型で書いた「守破離」の説明（☞6頁基本の型「カルテ記載の心構え」）のうち，特に「破」のところに注目してもう一度読んでみましょう。

「守」は師についてその流儀を習い，その流儀を守って励むこと
「破」は師の流儀を極めた後に，他流をも研究すること
「離」は自己の研究を集大成し，独自の境地を拓いて一流を編み出すこと

「破」の段階も，実は自分なりに研究して試行錯誤するとは書いてありません。「他流をも研究する」，つまり「自分が身につけた基本の型とは考え方や形式などが異なるが，その領域の中できちんと完成された"別の型"」を学ぶことで視野を広げ型に幅を持たせることを重視しています。

したがって，この「応用の型」の部では，セッティングごとにカスタマイズした「その場に最適の型」を身につけていってもらいます。もちろん，SOAPの順番や各欄に書く内容には変更がないので「基本の型」が全ての基本にはなります。しかし「書き始める前の準備」や「記載するときに注意すべきポイント」などはセッティングごとに大きく異なるため，そういった点を特に重点的に解説します。各章は，下記のような構成になっています。慣れるまではややこしいかもしれませんが，いったん「応用の型」を身につけてしまえば状況に応じて考え方も切り替わり，スムーズに診療スタイルを最適化できるようになるため，診療効率がとても良くなると思います。

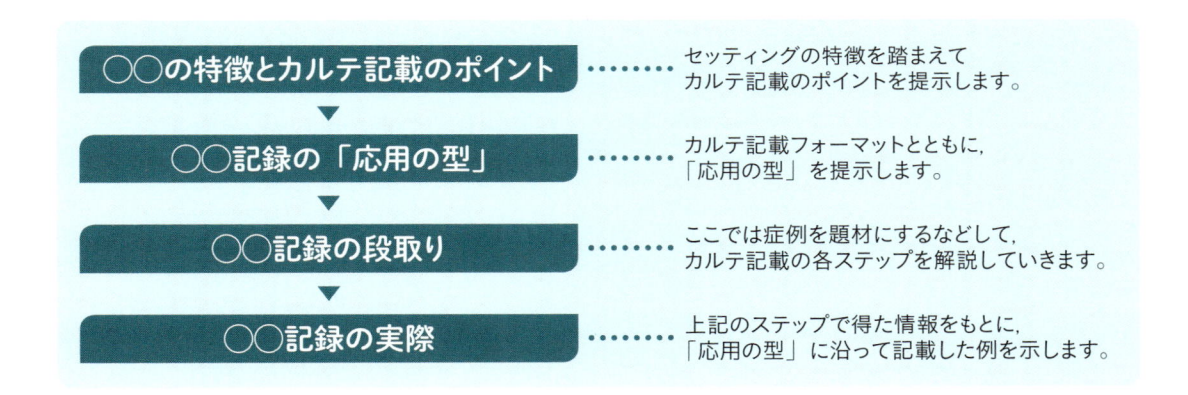

- ○○の特徴とカルテ記載のポイント …… セッティングの特徴を踏まえてカルテ記載のポイントを提示します。
- ○○記録の「応用の型」 …… カルテ記載フォーマットとともに，「応用の型」を提示します。
- ○○記録の段取り …… ここでは症例を題材にするなどして，カルテ記載の各ステップを解説していきます。
- ○○記録の実際 …… 上記のステップで得た情報をもとに，「応用の型」に沿って記載した例を示します。

5 応用の型　病棟編①

入院時記録

まずは，多くの研修医が最初に配属され，病院の勤務医をする限りは一生にわたって関わり続ける「病棟編」です。病棟でのカルテの書き方を知っているか知らないかでは自らの医師としての成長スピードやチーム連携の質に大きな違いが出てくる，と言っても過言ではありません。

病棟の入院患者について書くカルテは，「入院時記録」「経過記録」「退院時要約」の3種類があります。全くと言っていいほど書き方のポイントが異なりますので，それぞれに1章ずつ使って詳しく解説します。

この章で扱う「入院時記録」は Admission note とも呼ばれ，毎日の「経過記録」とは明確に区別して扱われています。「基本情報の整理」と「問題リストの立案」を行い，診療を軌道に乗せるための立ち上げ作業として非常に重要です。入院初日は忙しいですが，この出来がその後の診療の質を大きく左右しますので心して取り組みましょう。

入院初日の特徴とカルテ記載のポイント

- 膨大な量の情報を扱う困難さ
  → 秩序だった型に当てはめることで扱いやすくなる

- 短期間で多くの職種が関わる
  → 要点を押さえて迅速に書き終えることでチームを早く動かす

　入院する患者の多くは「外来では解決できなかった複雑な問題を解決する」ために入院してくるので，「網羅的な情報収集」が求められます。過去のカルテや診療情報提供書，本人や家族からの証言を集め，丁寧な全身身体診察を行い，的確な初期検査の選択と解釈を行うことで，大量の情報が手に入ります。しかし，このままでは膨大かつ無秩序なデータが頭のメモリを圧迫してしまい，効果的な診療はできません。

　この無秩序なデータの集合を一定のルール（＝入院時記録の型）に沿って整理することで，臨床的に意味のある順番に並び替えられ，病態として意味のあるまとまりに関連付けられていくため，結果的に頭がすっきりし臨床上の問題点も明確化します。また，所定のフォーマットを埋められないことで「どの情報が足りていないのか」に気付くことができ，指導医に指摘される前に漏れのない情報収集ができます。慣れてく

ると情報収集をしている最中に自然と頭の中に「入院時記録の型」が浮かぶようになり，短時間で必要な情報を集められるようになります（型が体に染み付いた段階）。体当たりで一生懸命やっているのに努力が空回りして前に進めている感覚を持てずに苦しんでいるタイプの人は特に，「**一度落ち着いて手元の情報を全て"書き出す"**」ことを意識するといいでしょう。

また，急性期病棟では「**他職種にとって有用なカルテを"迅速に"書けること**」も重要です。急性期病棟に入院してくる患者の多くは，短時間で病状が悪化する見込みがあるからこそ入院してきます。カルテ記載に時間をかけ過ぎてしまうと，書き終えた頃には病状が変わってしまっていることもあります。また，他職種が方針を決める判断材料として「医師による診断名や治療方針」はとても重要ですが，これは担当医であるあなたがカルテを書き終えない限りは他職種に共有されません（緊急時は口頭での指示伝達も重要ですが，口頭だけでは伝達ミスが起き得ますし，同時に複数の職種に伝えたり，勤務時間帯が変わった後も正確に申し送られるためにはカルテ記載が必須です）。

「いいカルテ」を書こうと意気込むあまり推敲や清書に時間をかけ過ぎてしまい，夜勤帯になってから指示出しをしてしまうことが多い人は，「不十分な内容でもいいので，まずは"書き終える"」ことを意識してみましょう。まだ把握できていないS・Oは「未聴取」と記載して先に進み（カルテ記載後に聞きに行けばいいだけです），Aで大雑把な病態（どんな病気らしいのか，重症かどうかなど）だけでも書き，Pでまず今日やること（もしくは指導医の指示ですでに行っていること）を書き，とりあえず現場を回し始めましょう。

そもそも入院時には，初めて会った患者のため普段との病状の違いが読みきれず，検査結果待ちだったり前医に取り寄せしているデータがまだ届いていなかったりと情報が足りないことのほうが多いです。それでも治療を開始し時間がたっていけば「疾患の自然経過・治療反応性」や「他職種が集める多彩な視点からの情報」が蓄積し，数日たった時点で全体像が見えてきます。その頃に完璧な「中間要約」を作れば十分です。「**入院初日には完璧なカルテなど書かなくてもいい**」と意識することが一番重要なのかもしれません。

以上をまとめると，研修医の入院時記録は「膨大な情報を扱う上に完成を急かされる大変なものだが，他職種に読まれて現場で活用され，診療の質向上に直結する点ではやりがいがある重要な仕事である」という点を意識して取り組んでください。

入院時記録のフォーマット

【入院目的】　【主訴】
【現病歴】
　　経過：
　　症状解析：
　　Review of systems：

【既往歴】
　　併存症：
　　既往症：
　　治療歴：
【家族歴】
【生活歴】

【身体所見】
　　全身状態：
　　体格：
　　バイタルサイン：
　　頭頸部：
　　胸背部：
　　腹部　：
　　四肢　：
　　神経系：
【検査所見】
　　尿　：
　　血液：
　　心電図：
　　Xp：

【問題リスト】
#1.
#2.
#3.
#4.

【初期評価】
全体 Brief summary
#1. プロブレム名
　　個別 Brief summary：
　　鑑別診断：
　　Probable
　　（∵　　　　　　　　　　　）
　　Possible
　　（∵　　　　　　　　　　　）
　　Less likely
　　（∵　　　　　　　　　　　）
　　方針
#2. プロブレム名
　　個別 Brief summary：
　　……（省略）

【初期計画】
Tx)
Dx)
Ex)
Px)

入院時記録の「応用の型」

❶ S・O欄は，入院時の「全情報」を，所定の順番で書く
❷ 問題リストは，「優先順位」を意識して「仮プロブレム」を活用
❸ A欄は，「2種類のBrief summary」と，「退院の見通し」が重要
❹ P欄は，「タイミング」と「分担」を明確に

---

❶S・O欄は，入院時の「全情報」を，所定の順番で書く
　ケースカンファレンスのプレゼンテーションや退院時要約，ケースレポートなどでは「重要な情報だけに絞る」ことが重要視されますが，入院時記録では「漏れなく

全て」記載しましょう。

入院初期には全体の見通しは立っていないことが多いため，現時点でどの情報が鑑別診断や治療方針決定に役立つかは判断できません。何気ない情報が後になって重要になったり，他職種にとっては意外な情報が有用だったりします。また，入院診療では患者の情報が刻一刻と変化しますし，同じような状況の患者を同時並行で担当することも多いため，カルテに書き出さなかった脳内の記憶はすぐに忘れてしまうか他の患者の情報と混同してしまいます。記憶が新鮮なうちに全部カルテに吐き出しておき，**「この患者のことはカルテを見れば全部書いてある」状態**にしておくのが理想です。

ただし，入院初日に手に入る情報はとにかく量が多く，乱雑に記載すると後で読むのが大変になってしまいます。必ず一定のフォーマットに沿って記載することで情報を整理し，検索性・可読性を高めましょう。病院のカルテに使いやすいフォーマットがなければ定型文などの機能を使って毎回同じ項目をすぐに出せるようにしておくといいでしょう。

❷問題リストは，「優先順位」を意識して「仮プロブレム」を活用

入院診療ではプロブレム数が多くなる傾向がありますが，全て同じ重み付けで対応しているとカルテ記載に時間がかかってしまい，診療全体の遅延が致命的になってしまうこともありえます。

特に急性期病棟の入院初日では**①命に関わる急性疾患**（感染症・臓器不全など）＞**②退院後では介入しにくい問題**（患者・家族教育や処方整理など）＞**③急がない問題**（安定した慢性疾患など）の順番に問題リストに登録するとメリハリが付きます。詳細な鑑別診断の書き出しや具体的なプランも，初日は①を分厚く，②以降は簡単に済ませ，病状が安定してきたら徐々に②・③も丁寧に記載するほうが実践的です。

また，入院時には診断が付かず今後のプロブロム名変化が予想できない場合が多いため，**入院時記録ではアルファベットを用いた「仮プロブレム」を積極的に活用**し，入院後数日して診断が確定したら数字を使った「正式プロブレム」に深化させましょう。

悪い例：入院時「#1 発熱，#2 胸痛」→後日「#1 心筋梗塞，#2 肺炎」
良い例：入院時「#a. ショック，#b. 発熱，#c. 胸痛」→後日「#1. 心筋梗塞による心原性ショック（#a+c），#2. 肺炎（#b）」
（☞ 25 頁 column「シャープ？　ナンバー？」）

❸A 欄は，「2 種類の Brief summary」と，「退院の見通し」が重要

入院初日は特に情報量が多いため，全体像を把握するのが大変です。他のセッティング以上に「Brief summary」の役割が大きいと意識してください。とくに，プロブレム数が多くなったときには，**「症例全体のBrief summary」**と**「プロブレムごとの個別 Brief summary」との両方を書く**ように心がけましょう。

「症例全体の Brief summary」だけだと，個別のプロブレムが立案された理由がつかみにくくなってしまいます。例えば，「#1. 肺炎」で入院した患者で単に「#3. 糖尿病」とだけ記載して方針やプランを書いても関

連をつかみにくいですが，#3の冒頭で「入院時高血糖があり#1の予後に影響するため，急性期は高血糖・低血糖に注意した管理を行いつつ，安定後は糖尿病合併症評価や治療の最適化を行い外来につなぐ」といった記載があると#3の意義がよくわかります。

一方で，「プロブレムごとの個別Brief summary」だけだと，個々の問題点はわかっても全体像がつかめなくなってしまいます。例えば，低血糖，低血圧，電解質異常，意識障害などが羅列されているだけだと全体像がわかりにくいですが，A欄の最初に「多様な系統の異常があり，第一印象としても緊急性の面でも副腎不全を念頭に初期診療を行いつつ，個別のプロブレムの鑑別診断を進めていく」と記載してあるとパッと全体像をつかめます。

方針は，「いつ頃病状が落ち着き，いつまでに退院する見込み」のように「退院するまでの見通し」として書きましょう。長期的見通しを早期につけることで病状判断力が身につきますし，病棟スタッフにとってもゴールが明確になることでチームとしてまとまりやすくなります。また，退院計画が早期に明確化されることで在院日数を短縮化できるため，入院による患者の負担が減り，病棟経営も改善し，研修医も経験症例数を増やすことができます。

❹ P欄は，「タイミング」と「分担」を明確に

急性期病棟では，患者の病状が刻一刻と変わっていくなかで多くの職種が診療に加わるため，伝達ミスが起きやすく，ミスが患者の病状悪化に直結しやすい状況です。看護指示簿やリハビリ処方箋・食事箋など病棟ごとに決められた指示出し方法には従いますが，それらを用いて出した指示も含めて「全ての計画・指示」を網羅した記載を心がけます。医師の記録にも書いてあることで二重チェックになります（点滴オーダーとP欄の記載に違いがあれば「おかしい」と看護師や薬剤師が気がつく可能性が増えます）し，プランの一覧を印刷して持ち歩くことで患者ごとのToDoリストになり，翌日以降に未消化のプランがないかを簡単に漏れなく確認できます（☞ 118頁おまけの型「病棟患者管理シート」）。

基本的にはTx・Dx・Exなどの項目に沿って記載します。急性期病棟では計画の全体像と順番を一望できる「クリティカルパス」をイメージして，各職種がどの計画をいつ実施するのかを明記することで，複雑な計画でも実現可能性が高まります。

入院時記録の段取り
Step1 患者と会う前の準備……具体的な質問項目が重要
Step2 患者診療中のメモ……事前情報を書き込んだメモの空欄を埋める
Step3 カルテ清書前の準備……まずはキーワードリストを抽出する

　実際に入院時記録を書き始める「前」に，上記のStepを踏んで準備をしてみましょう。より早く的確にカルテを記載できるようになります。

　では，次の症例を題材に各Stepを解説していきます。入院初日から，内科病棟で担当になったという設定で，実際の書き方を学んでいきます。

症例　糖尿病等がある89歳男性。3日前からの発熱・咳で，肺炎と診断され内科病棟に入院となった

Step1　**患者と会う前の準備**……具体的な質問項目が重要

　予約入院で事前に担当することが決まっていれば十分な予習時間がとれますし，臨時入院の場合も救急外来などから入院の打診があってから実際に病棟に上がってくるまでは数十分以上の時間があるものです。この「診療開始前」の時間を最大限有効活用して，「予習」と「書ける範囲でのカルテ作成」を始めておくといいでしょう。

　本症例では，指導医からこんな指示が出るかもしれません。

　「1時間後に，救急外来から肺炎患者が入院してきます。X線で典型的な肺炎と診断され，軽症だが一人暮らしの高齢者のため入院させたいと救急外来から連絡がありました。すでにセフトリアキソンの投与は始まっているようです。まずは自分なりに診断や治療を検討してみて，30分後，患者が病棟に上がってくる前に打ち合わせしましょう」

　学生であれば，まずは肺炎の診断基準や起炎菌，重症度分類など「疾患」について詳しく勉強して，実際の症例の検査結果や主治医が行っている治療内容と照らし合わせながら勉強したいと思うかもしれません。しかし，研修医になってからは，病歴聴取や身体診察を行うのも，それらの情報を解釈するのも，治療方針を決定するのも研修医自身です。このような「勉強して答え合わせする」という方法は役に立ちません。そもそも「外来での診断が間違っている」ことも多く，「疾患の知識」を押さえるだけでは役に立たないこともたくさんあります。

　そうではなく，「肺炎を疑われる患者では，どのような症状を聞き，どんな身体診察を行い，どんな初期検査を行えばいいか」という**自分自身が具体的に取るべき「行動」を押さえておく**必要があります。そういう意味では，調べるべきは疾患について詳しく書いてある教科書よりも，研修

医向けのマニュアル類です。「最初にこれをして，こういう情報があったらこう考えて」というフローチャートのある本を参照するのは手っ取り早いことが多いです。

できれば，まずカルテを開き，入院時記録のフォーマットの項目を書き出し，事前に調べた「聞くべきこと，実施すべき診察や検査項目」を記載しておくことをおすすめします[★1]。そうすることでStep2で参照できるメモになりますし，情報収集後にカルテに書く手間が省けるので効率のよい診療を行えます。さらに言えば，こうして作ったメモを，患者を診察しにいく直前に指導医に見てもらうことでよりいいメモになるはずですし，指導医が忙しくて付きっきりになれなくてもしばらくの間は自分一人でも対応できます。

Step2　患者診療中のメモ……事前情報を書き込んだメモの空欄を埋める

患者が病棟に来たら，Step1で用意した「入院時記録のフォーマットと，事前に調べた『具体的な行動』が記載されたメモ」を持参してベッドサイドに向かいます。簡単な挨拶を行い，最初はOpen questionで自由にしゃべってもらいます。後半からは「メモの空欄」を埋めるように，要領よくClosed questionを重ねながら次々とメモに書き込んでいきましょう。

Step3　カルテ清書前の準備……まずはキーワードリストを抽出する

Step2のメモを活用すれば「必要な情報を聞きそびれる」ことはかなり防げるので，そのままスムーズにS・O欄の記入はできるでしょう。

その次のA欄を書き始める際には，いきなり「問題リスト→病態分析」と書き始めてしまう前に，「キーワードリスト」を活用してみましょう（☞21頁基本の型「SOAP②　A」キーワードリスト作成）。

本症例であれば，「咳・痰の悪化，糖尿病の既往。軽度の頻呼吸と低酸素血症，発熱。炎症反応と肺浸潤影」などのキーワー

[★1] **事前メモ例（肺炎の場合）**
　本症例のように肺炎を疑う患者であれば，「市中肺炎かそれ以外か」で重症度分類や起炎菌が大きく変わってくるので「普段の生活の場や医療曝露歴」を聞く必要がありますし，重症度分類を行うために年齢とバイタルサインが必要になります。また，診断は急性の気道症状（咳・痰・呼吸困難など），胸部画像検査での浸潤影，一般採血での炎症反応，喀痰での原因微生物検査などで総合判断するので，以下のようなメモがあると効率よく情報収集ができます。
【現病歴】
　経過：発症日
　Review of systems：咳（　），痰（　）・血痰（　），呼吸困難感（　），胸痛（　）
【既往歴】
　併存症：糖尿病（　），心臓（　）・呼吸器（　）・腎臓疾患（　）
　既往症：脾摘歴（　）
　薬剤歴：抗菌薬使用歴（　）
　生活歴：自宅・施設，最近の入院歴（　），動物・有症者接触歴（　），海外渡航歴（　）
【身体所見】
　バイタルサイン：BP　，HR　，RR　，SpO$_2$　，BT
　→SIRS　項目陽性，ショックインデックス＝
　胸背部：Crackles（　）
【検査所見】
　血液：CRP　，WBC
　尿　：尿中肺炎球菌抗原（　），尿中レジオネラ抗原（　）
　胸部Xp：浸潤影　，胸水
　喀痰グラム染色：M&J分類　，Geckler　，菌の染色性・形態

ドが抽出できれば，肺炎で一元的に説明できそうです。これらキーワードをまとめて「#1. 肺炎」とプロブレムを作ります。そして，「#1. 肺炎」で説明できないキーワードは全て「仮プロブレム」として登録していけば過不足のない問題リストが作れます。

　問題リストをある程度作ってしまえれば，患者全体を把握しながらテンポよくカルテを書くことができます。また，問題リストをある程度作ってから指導医と相談したほうが，自分自身の「考え方」についてのフィードバックをもらえて Interpreter としての成長につながりますし（☞3頁基本の型「基本の型を身につけよう」），診断や治療についての相談に時間を割くことができます。一方で，この作業をする前に指導医のところに駆け込んでも，集めた情報を伝えるしかできず Reporter としての仕事しかできないため，指導医からの信頼は得られませんし，いつまでたっても Interpreter になれません。

入院時記録の実際 段取りで得た情報を元に，入院時記録の型に沿って記載した例を以下に示します。

【**入院目的**❶】肺炎治療　【**主訴**】発熱・咳・痰

【**現病歴**】※当院診療録と，細部に曖昧な部分のある本人の証言から作成❷
　糖尿病・高血圧等で○○クリニックを毎月受診していた，なんとか独居を続けてきた89歳男性。❸
　それまで特に症状なく元気に過ごしていたが，入院3日前より倦怠感・微熱とともに咳嗽が出現。❹
　2日前に○○クリニックを受診し，「風邪」の診断で抗菌薬を含む内服薬3種類（詳細不明❺）を処方された。
　しかしその後も症状は改善せず，膿性痰の増加と息切れの出現もみられたため本日（2012年○月×日）6時に当院救急外来に救急車にて搬送。
　病歴・身体診察と胸部 Xp 所見から肺炎と診断され，セフトリアキソン2gを点滴静注後，同日10時に当院内科病棟に入院となった。
Review of systems：
　陽性症状……咳と膿性痰，労作時息切れ
　陰性症状……胸痛・血痰
　消化器・尿路症状の有無は未聴取❺

【**既往歴**】
　併存症：糖尿病，高血圧症あり。心血管合併症や呼吸器疾患の指摘歴なし。
　既往症：過去の肺炎歴なし，脾摘含め腹部手術・外傷歴なし。
　治療歴：2日前の前医での抗菌薬処方以外には，過去3か月以内の抗菌薬使用の記憶なし。
【**家族歴**】外来カルテに記載なく，本人の記憶も曖昧なため，明日家族から聴取予定❺。
【**生活歴**】自宅独居で，ADLはほぼ自立していた（本人談）。その他の接触歴・渡航歴不明。

【**身体所見**❻】
　JCS 2，BP 126/64, HR 98 整，RR 26，SpO$_2$ 92（室内気），BT 38.2
　頭頸部：結膜蒼白・黄染なし，頸静脈圧 2 cmH$_2$O
　胸背部：左背側で Holo-inspiratory coarse crackles あり，連続性ラ音無し，心音異常なし

---

❶この入院の目的やゴールが直接イメージできるため，主訴よりも重要。
❷情報源を明記することでS欄の信頼度を判断できるようにすること。
❸現病歴は Opening statement（☞15頁基本の型「SOAP ①SとO」）から始める。
❹急性疾患では発症日の正確な同定（症状が出る前がどうだったかまでさかのぼる）が重要。
❺まだ把握できていない重要な情報は，理由とともに「未聴取」などと記載しておく。
❻入院後刻一刻と変化していくデータのベースラインとして，入院の時点（自分が担当した時点）での身体所見・検査所見を全て記載する。

腹部　：異常所見なし
　　四肢　：末梢冷汗なし，末梢脈拍触知良好，下腿浮腫なし
　　神経系：項部硬直なし，Jolt accentuation test 陰性，脳神経所見正常，四肢に麻痺なし
【検査所見❻】
　尿：潜血（＋＋），白血球（＋＋）。尿中抗原検査未実施
　血液：CRP 5.8，WBC 12,600，Hb 12.4，Plt 24万，Glc 240，……（省略）
　胸部 Xp：左下肺野に浸潤影あり。胸水なし
　喀痰：グラム染色未実施

【問題リスト❼】
　#1. 市中肺炎
　#2. 糖尿病
　#a. 意識障害
　#b. 高齢独居

【初期評価】
　急性経過で呼吸器症状・発熱・肺野浸潤影をきたしており市中肺炎を疑う状況だが，受け答えの曖昧さや情報の不十分さ，高齢独居である点からは他の疾患の可能性や今後の自宅生活継続可能かどうかなども気になる高齢男性。❽
#1. 市中肺炎
　自宅で生活していた高齢者の急性経過の呼吸器症状と胸部 Xp 異常から，市中肺炎と診断する。❾
　鑑別診断として肺化膿症や肺結核，肺癌，心不全や肺血栓塞栓症が考えられるが……（省略）であり可能性は低い。
　重症度は A-DROP の年齢・意識障害を満たすことから中等症と判断する。異型肺炎らしさを示唆する項目はほとんど満たさないことと緑膿菌感染を示唆する病歴がないことから，起炎菌として肺炎球菌やインフルエンザ桿菌，モラキセラを考える。高齢者であり，誤嚥性肺炎の可能性もあるため，口腔内嫌気性菌の関与も想定する。
　前医で抗菌薬を処方されており，救急外来でも喀痰グラム染色は実施されていないため，上

❼問題リストは，緊急度・重要度を加味しながら入院時に把握した全ての問題点を列挙。
❽全体 Brief summary で患者の全体像を端的に表現。
❾個別 Brief summary で S・O 情報の何を重視してプロブレム名をつけたのか（診断確定の場合，診断根拠は何か）を明言し，その後で現状の情報からわかる範囲で鑑別診断・病型分類・重症度判断などを述べる。
❿方針は，全体だけでなく各プロブレムごとにもあったほうがよい。

記の菌種をカバーするセフトリアキソンはこのまま継続。喀痰培養結果で起炎菌が推定できれば De-escalation を行う。⑩

#2. 糖尿病
　　入院時高血糖があり #1 予後への影響や #a の原因ともなるため，急性期は高血糖・低血糖に注意した管理を行いつつ，安定後は糖尿病合併症評価や治療の最適化を行い外来につなぐ。

#a. 意識障害⑪
　　もともと認知症があったかどうか不明だが，JCS 2 点であり念のため急性の意識障害として扱う。鑑別診断としてはせん妄，髄膜炎……（省略）。

#b. 高齢独居
　　病前の認知機能・ADL や家族サポート状況など不明であり，この入院を機に介入が必要か検討したい。まずは #1-2 の対応に集中し，ある程度病状が落ち着き家族等から十分な情報が集まった時点で改めて検討する。

全体の見通し：#2 の血糖変化や #a の悪化に注意しつつ，#1 の治療と #a の原因精査を最優先で進める。リハビリで体力低下を防ぎ 2 週間以内の早期退院を目指すが，#b 次第では退院調整が難航しうるため転院先も検討する。退院・転院まで時間がかかるようであれば，#2 の合併症評価と処方最適化まで行う。⑫

【初期計画】
Tx）⑬セフトリアキソン 1 g/q24h。生食 60 mL/h 持続点滴，意識状態が安定し簡易嚥下評価が終わるまで短期間絶食。発熱時アセトアミノフェン座薬使用。床上リハ・間接嚥下訓練開始。
Dx）⑭バイタルを 1 時間ごと測定。呼吸状態が悪化する場合は……（省略），48 時間で解熱しない場合は……（省略）。
　　喀痰培養結果 2 日後に評価予定。明日前医への問い合わせと，家族からの詳細な情報聴取追加。
Ex）⑮診断名・今後の見通しを家族に口頭で説明した。経過が良ければ 3～4 日目に詳しい病状説明予定。
Px）⑯：喫煙歴あれば禁煙教育。退院前にインフルエンザワクチンと肺炎球菌ワクチンを提案。
Wx）⑯：生活困難があれば介護認定やサービス利用の相談を早期から行う。

⑪今後 #1 に統合（肺炎によるせん妄）できるのか，#b とあわせて #3 認知症になるのか読みきれないため，アルファベットを用いた仮プロブレムとして登録しておく。
⑫全体の方針は，退院目標に触れつつ，問題リストの優先順位や対応の流れを説明。
⑬根治治療（抗菌薬や手術）だけでなく，対症療法や支持療法も記載。
⑭どのパラメーターで治療効果を判断するのか，経過が悪い場合の追加検査計画，入院時に取りきれなかった情報をどうやって埋めるか。
⑮患者・家族に何を説明したかを記載。次回面談の予定も決めておくとよい。
⑯現時点で思いつく疾病予防策や福祉サービス活用などの退院調整プランを立ち上げる。
※P 欄のカルテ記載とは別に，各職種への指示箋記載も行う。

Q&A

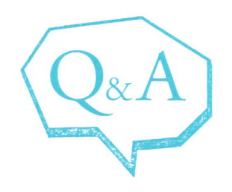

Q いったんカルテを完成させた後に追加情報が得られた場合，カルテを書き直していいのでしょうか？

A 患者が病室にいて何度でも情報収集できるのは入院診療の特権ですし，最初から十分な情報が取れる研修医は少ないですから，情報収集⇔カルテ記載を繰り返すことはいいことだと思います。

ただし，原則「一度書いたカルテは後で変更しない」のがルールです。まだ不慣れであまりにも多くの書き足しが発生しそうなら，自分のメモ上で修正を行いある程度まとまってからカルテ記載したほうがいいでしょう。ある程度慣れてきて最初からまとまった記載ができるようになった状態でも，夕方になって家族が来て重要な情報がたくさん手に入ることもあります。その場合は最初に書いたカルテの「修正」をするのではなく，新たに「追記」したほうがいいでしょう。後でトラブルになったときに「カルテ改ざん」のあらぬ疑いをかけられる可能性をなくせますし，最初に書いたカルテの情報を元にすでに動き始めている他職種の混乱も防げます。

Q 適切な型にのっとってカルテを書いたつもりですが，指導医や看護師からの評判がよくありません。

A 診断困難例を扱う場合や，教育を重視している総合診療病棟では，初日から徹底的かつ精密なカルテ記載を要求する場合が多いため，今回の記載方法で問題にはならないでしょう。プロブレム名も「○○病疑い」ではなく適切な深さで記載しましょう（例：プロブレム名「#1. 発熱症」。A欄の中の鑑別診断としてS/O 市中肺炎，R/O 尿路感染症などを列挙）。

一方で，迅速な治療のために遅滞なく簡潔に書くことを要求される外科やICUなどの病棟もあります。その場合は「まずは早く書き終える」ことを重視してテキパキ記載したほうがいいですし，プロブレム名も「○○病疑い」（例：#1. 肺炎疑い）のほうが好まれることも多いです。原則にこだわり過ぎて病棟でうまく立ち回れなくなってしまっては元も子もないため，病棟の文化や指導医の好みに応じて柔軟に対応することで，多彩な「カルテの型」を身につけましょう。

Q 入院した時点で外来や救急の担当医が立派なカルテを書いていたり，気がついたら指導医が先にカルテを書いていたりして，自分の拙いカルテを書くのに躊躇してしまいます。どうしたらいいでしょうか。

A 他の医師が書いていても，担当医としての自分なりの記録は必ず残してください。自分が今持っている情報を他の人は知らないこともありますし，研修医の新鮮な考えは視野が狭くなってしまった上級医に刺激を与えることもあります。

また，前医の診断が間違っていた場合，その判断に従って患者の病状が悪くなってしまった責任は「患者診療に現在責任をもって担当している自分」にあります。そのことも踏まえて「自分なりの意見」を書

くことは重要です。そもそも「前医の診断」は，病棟に入院する前の状態に対して自分以外が考えた情報であるためS欄に記載すべきなので（☞12頁「基本の型 SOAP ①SとO」SとOの区別，それぞれの定義），前医の診断はS欄に記載し（「救急外来で△△病と診断され」など），A欄には自分の判断を記載しましょう。

カルテ内で医師同士の判断が異なっている場合も，それをディスカッションし，その結果チームとしての合意を改めて書き足せば問題ありません。もし，指導医と異なる記載を好まない部門であれば従うしかありませんが，その場合も自分用のノートなどにカルテを書きましょう。カルテ記載の練習になるのはもちろん，書くことで頭が整理され，カンファレンスや指導医とのディスカッションではっきりと意見を言うことができるようになります。

column

プレゼンテーションスキル

初期研修中に身につけなければならない「基本的臨床能力」の一つとして，カルテの記載能力と並んで「プレゼンテーションスキル」があります。

プレゼンテーションスキルは，医師としての臨床能力を反映します。したがって，中身が空っぽな人が形だけ整えても良いプレゼンテーションにはなりません。そういう場合は，努力して医師としての能力を高めるしかありません。一方で，本当は能力が高くいい仕事をしているのに，「プレゼンテーションスキルが低いために指導医や他職種から過小評価されてしまう」という残念な事態もよく見かけます。そんなもったいないことにならないためにも，プレゼンテーションスキルは必死で磨きましょう。

プレゼンテーションが苦手なうちは，台本を用意しておくといいと思います。特に，SOAPの順に沿って5〜10分程度かけてプレゼンできる場（新患カンファレンスなど）がある科では，入院時記録を台本にして話せば大きな失敗はないはずです。ただし，プレゼンとカルテでは下記のとおり役割が異なるため，そのままカルテを読んでも完璧なプレゼンにまではなりません。

プレゼンテーション	カルテ
1〜5分程度の短時間で伝える	時間をとって読める
重要な情報しか伝えられない	必要な情報は全部記載できる
耳から聞こえる情報だけ	目で文字や図表も使える
プレゼンターの話す順番・速度に従う	読む人の読みたいところから好きに読める

この違いを意識した「カルテ記載をプレゼン台本化」するコツがいくつかあります。

1）Opening statement を入れる

　カルテでは，必要な情報は自分で好きに探しながら読めるので，必ずしも Opening statement を記載する必要はありません（書くとしても，プロブレムごとに A の最初に brief summary だけでも十分です）。これに対してプレゼンテーションでは，「背景＋年齢＋性別＋主訴」の 4 項目を盛り込んだ，ひと息で言える長さ（原稿であれば 1〜2 行程度の文字数）のコメントを最初に入れます。「心血管リスクを多数持つ 78 歳男性の，発汗・放散を伴う胸部絞扼感です」とプレゼンされると，どんな症例なのかの見当がつき，その後に提示される情報を能動的に意味付けしながら聞くことができます。入院であれば，「主訴」を「病名」に置き換えても構いません。

2）最初にディスカッションのポイントを提示する

　Opening statement の次は，プレゼンテーション後に議論したいポイントを自ら提示するとよいでしょう。「……という症例ですが，現状では #1 の診断確定の決め手に欠けており，プレゼン後に検査計画についてご助言いただければ幸いです」などと言っておけば，自分がいちばん困っていることに対して集中的にフィードバックをもらえます。初期研修医であれば（そして教育熱心な指導医がいれば），「……という症例ですが，初めて受け持つ疾患で治療方針がわかりません。アセスメントまででプレゼンテーションをいったんとめるので，プランのところはご指導ください」というのもありかもしれません。

3）S と O は Pertinent な情報しか話さない

　カルテを書いた段階でアセスメントは終わっているはずです。その鑑別診断に関連ある（Pertinent な）病歴や身体所見以外は思い切って省略しましょう。多少穴を残しておいたほうが，質疑応答で質問されても答える余裕が残るので心理的にも楽です。もちろん，科によってはどんな症例でもルーチンでプレゼンすべき情報（感染症科だったら渡航歴や性活動など）があるので，そこは柔軟に対応してください。

4）鑑別診断をだらだらと話さない

　時間の制約もあるため，鑑別診断の上位三つを提示すれば十分でしょう。それ以外の鑑別診断も可能性を検討したはずですが，指導医レベルであれば一瞬で処理できる当たり前のことであり，わざわざ話す必要はありません（広範な鑑別診断が重要な症例では後で質問があるはずなので，そこで手の内を明かせばむしろ評価が高まります）。それよりも，多くの情報と鑑別リストから，メリハリを付けて提示できる能力のほうが重要です。

6 応用の型　病棟編②

経過記録

前章では，病棟診療を立ち上げるために重要な「入院時記録」の書き方を解説しました。今回は入院後に毎日記載する「経過記録」について解説します。
入院時記録や退院時要約に比べると注目されにくいですが，経過記録にきちんと取り組むことで，毎日の病状や診療内容を簡潔に記録に残し，病態評価や診療方針を最適化していくための強力なサポートツールになります。また，型に沿った記載を繰り返すことで，診療の基礎を身につける一助となり，臨床医として確実に成長することにもつながります。
長く複雑な入院診療の道しるべとなる「日々深化する問題リスト」と，自己学習に役立つ「By problem での経過記録」を組み合わせた効果的な記載方法を身につけましょう。

入院翌日以降の特徴とカルテ記載のポイント

- 毎日病状が変化し全経過を把握しにくい
  →問題リストを「病状変遷の履歴一覧」として活用する

- 複数の問題がバラバラに変化していく
  →プロブレムごとに記載することで頭を整理できる

　入院初日に「入院時記録」をまとめることで，入院前までの情報を整理し，問題点を明確化し，介入計画を立てることができます。

　しかし入院後も，急性疾患では日々病状が変わり，診断名や重症度などが変わっていくため，毎日的確にカルテを更新していかないとすぐに混乱し，ひいては診療のミスや遅延につながってしまいます。市中肺炎で起炎菌が確定した後も広域抗菌薬を投与し続けてしまったり，心不全のうっ血症状が改善した後も漫然と利尿薬の投与を続けて合併症などを起こしてしまうケースは散見されます。このようなトラブルを起こさないためにも，「毎日記載する」という最低限のルールだけでなく，「病状変遷の履歴」を把握しやすい「深化する問題リスト」記載方法を身につけましょう。

　また，入院診療では複数のプロブレムに対して同時並行で介入していくことが多いです。一つの介入がどれとどれのプロブレムに影響を与えているのか，そのプロブレムの改善はどのような症状・所見変化を起こすのかを整理して把握していかないと，何を治療して何が良くなったのかがわからなくなってしまうこともあります。肺炎の

ストレスによって慢性心不全の急性増悪を起こした患者では，息切れや SpO_2 の改善，X線所見の変化がどちらの病態に関わっているのかを区別して記載しておかないと，肺炎・心不全どちらの治療を強化・終了すべきかの判断が難しくなります。患者の全体像だけでなく，「プロブレムごとの変化」を区別して記載できる「By problem 形式」の記載方法も身につけたいものです。

なお，カルテ記載のタイミングについてですが，基本的には**「診療後に遅滞なく，その都度記載」**が原則です。最低でも1日1回は記載しましょう。ただし，その日に新規情報追加も病状変化もないプロブレムについては記載しません。そのプロブレムの記載がないことで間接的に「変化がない日だった」ことがわかります（変化がないのに「毎日書く」こと自体を目的化してしまうと，次第に深く考えずに前日記録をコピペしたり，「A：Stable」ばかり連発する医師になってしまいます）。

一方で，バイタルが不安定な重症患者や侵襲的な処置を行った直後，トラブルがあった後などはその都度，日に何度でも記載しましょう。夜にまとめて書くと細かい経過が思い出せず内容が不正確になりがちですし，トラブル事例でカルテ開示となったときには「トラブルが起きてからカルテに対応が記載されたまでの間は何も診療をしていない」と取られかねません。

経過記録のフォーマット

【問題リスト】
#1.
#2.
#3.

月　日　経過記録
#1.
S)
O)
A)
P)

#2.
S)
O)
A)
P)

#3.
S)
O)
A)
P)

> ## 経過記録の「応用の型」
>
> ❶ 「By problem 形式」で SOAP を分けて書く
> ❷ 「深化する問題リスト」として毎日更新する
> ❸ S・O 欄はできる限り "簡潔" に記載する
> ❹ A 欄はプロブレム名の明確化と方針の最適化を目指す
> ❺ P 欄はタスク管理ツールとして活用する

❶「By problem 形式」で SOAP を分けて書く

これまでの章では，多くの医療者に受け入れられやすく柔軟性も高い「一体型」で解説してきました。全体のSとOをまとめて記載し，A 欄内だけプロブレムごとに記載し，P 欄はまとめて Tx・Dx などで記載する形式です。しかし，病棟の経過記録では，POS の基本型である「By problem」での記載を筆者は強く勧めています。これは，プロブレムごとに分けて SOAP を書く形式です。

入院患者は多様な問題を抱えておりその問題同士が複雑に絡み合った状態になっていることが多いです。入院時に作成した問題リストに沿って**「問題点を分割したまま」個別に分析することで，診断推論・病態判断・治療効果判定といった一番難しい行為をシンプルに行えます。**

また By problem 形式だと，「手元の S・O 情報のうち，どれがどのプロブレムに属するのか」を区別しないと記載することができません。慣れないうちは窮屈に感じますが，「この情報はどこに書けばいいのか」を常に考え，本を調べたり指導医に聞いたりすることで「X という症状は Y というプロブレムの診断根拠・経過判断を表すのに良い指標である」ことを学べ，**「根拠に基づく診断推論能力」を強制的に伸ばす**ことができます。この習慣が身についてくると，普段の医療面接や身体診察の際にも「このプロブレムがある患者ではどんな情報が重要か」を考えるようになり，病状や方針判断に直結する情報を能動的に集める**「効果的な情報収集能力」**も高まります。

❷「深化する問題リスト」として毎日更新する

病状認識が変わるたびにプロブレム名を更新していきます。この「日々更新されたプロブレム名」の変遷を一望することで入院後の経過を簡単に把握することができます。「#1. 市中肺炎［4月2日診断］→肺炎球菌性肺炎［4月4日培養陽性］→治癒［4月8日治療終了］」と深化の理由と日付を記載していくことで，ある病気がいつ認識されいつ治癒したのかがすぐにわかります。

また，いつまでも更新されないままのプロブレム（更新日が古い，プロブレム名が症状・所見で止まっていて診断名まで深化していない）があれば，介入がおろそかになっていることをすぐに認識でき，診断や治療の遅れを防げます。

❸ S・O 欄はできる限り"簡潔"に記載する

前回カルテ記載時から現在までに起きた出来事を，プロブレムごとに記載します。

手元の情報を全て書くと膨大な量になり，入院経過が長くなるほど閲覧性が低下します。できるだけ「そのプロブレムの病態判断や方針変更に必要な情報に絞って」記載しましょう（☞ 11 頁 column「意味のある情報，意味のない情報」）。経過表や看護記録などに記載されている情報まで全て記入する必要はありませんが，肺炎の治療効果判定に必要であれば呼吸数や SpO_2，体温だけ抜き出して記載するのは適切と考えます。

また，重要な基本情報（入院翌日以降に聞き出せた既往歴・生活歴など）は，経過記録への記載だけだと後日探し出すのが難しくなってしまうため，その都度退院時要約やその他所定の欄に転記して埋もれないように工夫しましょう。

❹ A 欄はプロブレム名の明確化と方針の最適化を目指す

「S・O の情報をもとに病状が改善・悪化しているのか」と，「プロブレム名の更新ができないか」の 2 点を判断し記載していきます。もちろん，プロブレム名を更新したときにはその都度問題リストに反映してください。

また，特に急性疾患の場合は冒頭に「入院何日目」や「〇〇治療開始何日目」と書くと，治療効果判定や退院時期の検討に生かしやすくて便利です。

　　例：#1．肺炎
　　　　A）入院 3 日目，改善傾向
　　　　　（∵咳・痰や息苦しさ，呼吸数・SpO_2 の改善）

❺ P 欄はタスク管理ツールとして活用する

入院時に立てたプランは，「ToDo」（新規発生した計画と，以前に立案したが未実施の計画），「実施済」，「保留」（入院中には行わず退院後に引き継ぐ計画）の三つに分けて考えると，毎日の診療タスクの管理上便利です。

「ToDo」は毎日 P 欄に記載し，指示簿にも転記するクセをつけると指示漏れを防げます。印刷して持ち歩けばその日のタスク一覧にもなります。全ての ToDo が消えれば退院可能なはずであり，リストが消えない，または消えたのに退院できていない場合は何か見落としていないかの再評価が必要です。

「実施済」は，ただ削除するのではなく退院後要約に転記しておくと，後で入院後経過をまとめるときにカルテを読み直さなくても書けるので便利です（例：11 月 5 日から 11 月 12 日まで抗菌薬を投与した場合，12 日の時点で退院時要約に転記しておく。退院後に再発した場合，抗菌薬の種類だけでなく投与日数と投与終了日が重要になるため退院時要約に残すべき重要な情報）。

「保留」も退院時要約の申し送り欄や診療情報提供書に転記し，退院後の外来に確実に引き継がれるようにします。退院時要約を書く時点では，新たに担当した別のアクティブな患者に意識が向きやすく，すでに担当した患者に対する関心や記憶が薄れてしまっていることが多いため，細かい点の申し送りが漏れやすい傾向にあるためです（例：メインプロブレム以外の問題に対する外注検査の結果説明や，マイナープロブレムの外来でのフォローアッププランなど）。

経過記録の段取り

- **Step1** 朝回診前の準備……その日の ToDo を全てリストアップする
- **Step2-A** 日中のカルテ記載（時間がある日）……患者一人ずつ「診察→カルテ記載」を繰り返す
- **Step2-B** 日中のカルテ記載（時間がない日）……メモを活用しながら患者全員を順に診察する

実際に経過記録を書き始める「前」に，上記の Step を踏んで準備をしてみましょう。より早く的確にカルテを記載できるようになります。では，次の症例を題材に，各ステップを解説していきます。

> **症例** 重症肺炎で入院し，経過中にさまざまな合併症を起こしながらも徐々に安定してきた 82 歳女性

Step1　朝回診前の準備……その日の ToDo を全てリストアップする

入院時記録や前日の経過記録が適切であれば，その日に患者に対して行うべき情報収集や治療修正についての計画は全て P 欄に記載してあるはずです。これを参照しながら朝から行動すれば，忙しい病棟研修中でも「その日必ずやるべきこと」を優先的に済ませることができ，また指導医と会い次第すぐに相談してその日の疑問や方針を確認できます。

通常は担当患者が複数いますが，全患者の ToDo をリストアップしておけばその日どれくらい忙しいかがすぐにわかり，明らかに自分の能力や時間のキャパシティーを超えている場合は早い段階でほかの人に助けを求めることでトラブルを防ぐこともできます。

具体的には，前日にカルテ記載を終えたら P 欄を印刷しておくか，自分用の病棟患者管理シートに全患者の P 欄を転記しておき，**病院に朝来たらまず ToDo リストを把握してから病棟に向かう**という習慣をつけておくといいでしょう（☞ 118 頁おまけの型「病棟患者管理シート」）。

例えば，本症例で「市中肺炎としてセフトリアキソンで治療開始し，4 日目に血液培養 2 セットで肺炎球菌を検出。侵襲性肺炎球菌感染症としてペニシリン G に切り替え治療継続中。肺炎の経過はよいが，経口摂取が不十分で，肝障害も出てきている」という状況であれば，今日やるべきことは「経口摂取量の確認と点滴内容の修正。血液検査結果の確認と肝障害の追加検査」になります。

朝回診で朝食摂取状況を確認して指導医と相談できれば午前中の点滴から指示変更が間にあいますし，採血結果が 11 時頃出るのであれば 12 時頃に指導医と結果を相談するアポイントを取っておけば午後イチで追加検査などの対応が可能になります。また，この時点で 9 時から 11 時は「この患者に対してやることがない」こともわかり，ほかの患者や新規入院患者の対応などに時間を割けることもわかります。

Step2-A：日中のカルテ記載（時間がある日）……患者一人ずつ「診察→カルテ記載」を繰り返す

　基本的には，一人の患者を診察したらすぐにカルテ記載を行います。「患者を診察した後は遅滞なく診療録を記載する」という原則だけが理由ではなく，そのほうが記憶する負担が少なく，診療の質も高めやすいからです[★1]。

　また，入院患者に関する情報源は患者の話や身体診察だけではなく，経過表等のカルテ上のデータや，一緒に患者を担当している他職種の記録など多様です。患者診察だけでなく，経過表や他職種記録を見たり，必要があれば他職種に連絡をとったりしながら幅広く情報を集めましょう。

　診察前には，該当する患者の前日カルテをみて「今日この患者でやるべきこと」を頭に入れ，そのまま診察し，診察の前後で経過表や他職種記録も確認し，得られた情報が頭に入って新鮮なうちにそのままS・O欄に打ち込むととてもスムーズに診察ができます。

Step2-B：日中のカルテ記載（時間がない日）……メモを活用しながら患者全員を順に診察する

　とはいえ，検査や処置，病状説明などの予定が入り，病棟にまとまった時間いられないと，Step2-Aのように診察後必ずカルテ記載を終えることは難しいでしょう。また，主治医グループで一緒に回診する場合なども，患者一人の診察が終わるごとにカルテ記載する時間はとれず，次々と患者の診察をし続けなければなりません。

　そういった場合，「いちいち記載できないから全部頭に入れておいて後でカルテに書き出す」というやり方だと，Step2-Aで説明したように「今の患者の診療に集中できない」「ほかの患者の情報と混同して記載してしまう」といったデメリットが起きやすくなってしまいます。

　そういった事態を防ぐためには，患者の診察をしながら，もしくは診察を終えて次の患者の診察を始める前に，簡単なメモだけでも取ってしまいましょう。Step1をサボらなければ，その日の各患者で取るべき情報，指導医に確認すべきことなどはすでにわかっているはずです。それらを書きだした一覧（☞118頁おまけの型「病棟患者管理シート」）を持ち歩いておき，ここに得られた情報を箇条書きしたり，指導医と確認した方針をメモしておけば，短時間（回診途中の廊下で立ったまま）でも記録できます。

[★1] **マルチタスク処理よりもシングルタスク処理**
　多くの案件を抱えるビジネスマンの場合，全ての仕事を同時並行でこなす「マルチタスク処理」よりも，一つの仕事に集中してそれが終わったら次の仕事にとりかかる「シングルタスク処理」のほうが効率が良いことが知られています。
　患者診療の原則でも「一人の患者を診察中はほかの患者のことや医師個人の事情は忘れて没入し，診察（と記録）が終わって次の患者を診察するときにはさっきの患者のことは忘れて目の前の患者に集中する」ことが基本です[1]。これは何も，ほかのことを気にしていては集中できないという一般論だけでなく，医師の診察の特徴上とても大切なことです。年齢や背格好が似ていて同じ病名の患者を複数名担当することは，特に臓器別専門病棟ではよくあると思いますが，このときにAという患者から得た情報をBという患者のものと勘違いしてBのカルテに記載してしまうことが起こりえます。そういうことがないよう，カルテ記載は患者を診察したらすぐに行い，記載が終わってから別の患者を診察するほうがミスが少なくなります。また，カルテに書き出してしまえばいったん忘れてしまっても構わないため，ただでさえたくさんのことを考えなければいけない研修医の頭への負担をかなり減らしてくれるやり方だと感じています。外来診療では意識しなくてもこれが可能ですが，複数患者を担当している病棟では自分で意識して取り組んでみてください。

応用の型　病棟編②経過記録

経過記録の実際　段取りで得た情報を元に，経過記録の型に沿って記載した例を以下に示します。

【問題リスト】
#1. 急性呼吸不全［12.1 登録］→重症市中肺炎［12.1 診断］❶
　　→肺炎球菌性重症肺炎・侵襲性肺炎球菌感染症［12.4 培養陽性］→治癒［12.14 治療終了］❷
#a. 発熱症［12.1 登録］→#1 に統合［12.1］❸
#b. 嚥下障害［12.5 登録］→#2 廃用性嚥下障害［12.14 診断］
#c. 急性肝障害［12.6 登録］→#3 薬剤性肝障害［12.10 診断］

12月10日　経過記録
#1. 肺炎球菌性重症肺炎・侵襲性肺炎球菌感染症
S）咳・痰は朝方少し残る程度。会話・起居動作でも息切れあり，リハビリはつらい。
O）安静時バイタル正常も，労作で RR 24・HR 100 台まで上昇。
　　CRP 2.6，WBC 9,600，Neut 78％。背部右下方 Late-inspiratory crackles（＋）。
A）治療開始 10 日目。5 日目からペニシリン G に変更したが再発徴候なく経過良好。
P）侵襲性肺炎球菌感染症を伴ったため 14 日間の点滴静注による抗菌薬治療を継続予定。
　　退院前ワクチン検討。

#b. 嚥下障害
O）ST 記録参照。食事摂取量は嚥下訓練食で半分程度。
A）嚥下機能まだ不安定。原因未確定。
P）嚥下訓練継続，原因精査進め回復可能な疾患を探す。

#3. 薬剤性肝障害
O）AST 75（12/5）→26（12/10），ALT 48→32。
A）セフトリアキソン治療中に発生した肝障害で，ペニシリン G に変更後改善傾向。薬剤性肝障害と考える。
P）今回入院中は追加介入せず，退院後に採血で再評価。

❶プロブレム名更新時には，更新した日付と変化の分類を［　］内に記載。
　分類：深化・診断，統合・移行，訂正・取り消し，治癒・終了など
❷統合（他のプロブレムへの吸収）や治癒（治療による疾患の治癒），終了（その他何らかの原因で問題が消失）した場合は日付とともに分類を記載すること。このいずれかが記載されていないプロブレムはまだ活動性で，解決しない限り退院できない。この問題リストでは #1 は解決し，#2 がまだアクティブだとすぐわかり，急性期病棟から回復期リハビリ病棟への転科タイミングと判断できる。#3 は外来に申し送られる。
❸前日までに統合・治癒・終了しているプロブレムは，その後の経過記録では触れる必要はない。

12月14日　経過記録

#1. 肺炎球菌性重症肺炎・侵襲性肺炎球菌感染症❹

S）咳・痰なし，息切れは歩行時に軽度のみで生活動作では出ない。❺
O）バイタル正常範囲❻，肺ラ音なし。胸部Xp：浸潤影消失。
A）治療開始14日目。十分な期間抗菌薬治療（CTRX 4日間→PCG 10日間）を行い，症状や所見からも治癒と判定する❼。
P）ペニシリンG点滴は本日16時のもので終了。ニューモバックス接種を提案❽。

#b. 嚥下障害→#3 廃用性嚥下障害❾

S）入院前は誤嚥エピソードなし，過去の脳血管障害指摘歴なし。現在の内服薬は処方薬一覧参照。
O）反復唾液嚥下試験2回/30秒，歯牙・口腔内異常所見なし，四肢・脳神経診察上麻痺・反射異常なし。
　頭部CT：全体に軽度の大脳萎縮を認めるが，有意な水頭症や頭蓋内占拠性病変なし，脳梗塞所見なし。
A）嚥下障害をきたす基礎疾患は見当たらず，数日間の絶食による廃用性嚥下障害と診断する。リハビリにより回復が期待できるが時間はかかるため，十分な末梢静脈栄養でサポートしながら嚥下訓練を継続していく。
P）STによる嚥下訓練継続，末梢静脈栄養：蛋白製剤・脂肪製剤追加。回復期リハビリ病棟転科手配。

---

❹冗長になるため，プロブレム名は最新のものだけでよい。ただし番号だけだと問題リストを確認しながらでないと読みにくいので不便だと個人的には感じる。
❺簡潔さが大事なので，患者の解釈や感情を把握する必要がない医学的な問題の記述では，主訴を医学用語に置き換えたり箇条書きでよい。
❻温度板や他職種記録に書いている内容は重複して書かなくてもよい。
❼治癒などプロブレム名変更の理由はAに根拠とともに記載する。
❽退院日の前後で行う予定の保留プラン。ここに書いておくだけだと退院間際に忘れるので，この時点で指示を出してしまうか，退院時要約に転記しておき退院直前に見つけられるようにしておくとなおよい。
❾プロブレム名（＝病状の把握内容）が変化すれば必ず方針も変化するため，その都度記載する。

Q&A

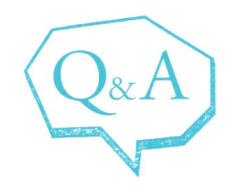

Q 問題リストが10個を超えるような症例では，By problemでは記載量が増えて大変です。

A その日に介入できた，もしくは病状が変化したプロブレムについてのみ記録を書けばよいです。毎日言及されているプロブレムは活動性が高いもので，たまにしか出てこないプロブレムは非活動性だということがわかりますし，「今日はどのプロブレムに介入できたか（逆に言えば，どのプロブレムを放置していたか）」がすぐに把握できます。

ほとんどの症例で10個以上のプロブレムが常に活動性ということはないですし，また入院後時間が経過するにつれて非活動性もしくは解決済みになるプロブレムも増えるため，徐々に書くべき量も減ってきます。まずはだまされたと思ってやってみてください。

もちろん，By problemに慣れていない指導医・病棟だとかえって混乱が生じることもあるので，その場合は「一体型」の記載にするなど，「場の空気を読んで柔軟に」運用することも大切です。

Q 問題リストを更新した場合，古いプロブレム名は残したほうがいいのでしょうか？

A 原則，残しておいたほうが便利です。本文で記載したように，過去の変遷の内容とタイミングが一望できるため，退院時要約を書くときや，想定していた経過から外れてしまって治療過程を見直す必要が出たときにとても便利です。

確かに，専用の問題リスト記入欄がなく経過記録上に書くしかない場合，経過記録上に長大な問題リストがあるのは見苦しくなってしまいます。その場合は過去の変遷部分は退院時要約など別の部分に転記して，経過記録上は最新の部分だけ記載する形でもよいと思います。

Q 複雑すぎてプロブレムごとに分割しきれない事例ではどうしたらいいでしょうか？（例：糖尿病と喘息のコントロールが悪い原因に発達障害による理解不足と家族の非協力，経済的困難があり，喘息症状の結果，仕事が難しく全てが連動してしまっている場合など）

A 「By problem」にこだわり過ぎず，「一体型」で書いてもいいと思います。診療の質や効率向上という目的のために「カルテ記載の型」という手段があるのであって，手段に固執し過ぎて振り回される必要はありません。その場合でも，入院後時間が経過し，情報が増えたり特定の問題が解決・悪化すると，全体像や細部がよく把握できるようになってきますので，その時点で「By problem」に切り替えてもいいと思います。

参考文献
1) McWhinney IR：Illness, Suffering, and Healing. Textbook of Family Medicine. 3rd ed, Oxford University Press, 2009

column

カルテの歴史と法

　世界で最も古いカルテは，中国の淳于意が書いた「診籍」というもので，紀元前200年前後に，各科バラエティーに富んだ25症例について詳細を記述していたようです。日本国内で現存する最も古いカルテは，戦国時代に書かれた「言継卿記（ときつぐきょうき）」という書物で，彼自身が関わった医療行為に関する詳細な記録が残っています。

　江戸時代には「蘭学」として西洋医学が入り，明治時代にはドイツから「カルテ」という用語とともに近代医学が流入。ただ，この頃はカルテを書くことに関する決まりごとはなかったそうです。そして，終戦後の昭和23年（1948年）に現在の形の医師法が制定され，その中で初めてカルテ記載に関する義務が明記され，これが現代までほぼそのまま引き継がれています。その後時代が流れゆき，電子化や個人情報保護の観点などカルテを取り巻く環境は変わってきたものの，法律は当時のままなのでいろいろと齟齬もあるようです。

　カルテに関連する法律は，医師法・医療法などを中心に意外とたくさんあります。以下に概要だけ紹介します。

- 医師法（第24条）……「医師は，診療をしたときは，**遅滞なく診療に関する事項を診療録に記載しなければならない**」とされ，診療録は5年間保存しなければならない。
- 医療法（第5条）……都道府県知事と一部市長・区長は，必要な場合に医師・歯科医師・助産師に対し，**診療録・助産録等の提出**を命ずることができる。
- 医療法施行規則……診療録以外の「診療に関する諸記録」に関して，**病院に対して2年間の保存を義務付けている**。
- 個人情報保護法……診療情報を扱う医療機関は，**患者本人からの開示請求に対しては原則として開示する**ことが義務付けられている。一方で，**家族や遺族に対する開示規定はない**。医療訴訟で，**遺族が裁判所に証拠保全を申し立てることはある**。
- 刑事訴訟法……診療情報に関する証言を拒むことができる。
- 児童虐待防止法……虐待を受けた児童を発見したら速やかに児童相談所に通告する（これは**守秘義務違反の例外**となっている）。
- 感染症法／麻薬取締法……**本人の承諾なしで**，保健所・都道府県知事に住所氏名等を届け出る。
- 覚せい剤取締法……届け出義務はないが，「検査で違法薬物を検出しこれを捜査機関に通報することは**医師の守秘義務に違反しない**」という最高裁の判例がある。

　以上をまとめると，診察をした医師個人は「**遅滞なく経過を記録**」し，「**保存する**」義務がある。また，首長や患者本人から依頼があれば，**開示する必要**がある。なお，それ以外の第三者への診療情報開示については，個別の法律で縛りや例外があるので，その都度調べたほうが安全，ということのようです。

　自分が忘れた頃に誰かに見られるかもしれないという意識で日々のカルテ記載に取り組んだほうがいいですし，第三者から診療内容の質問やカルテ開示の依頼をされたら，即答せずに上司と相談するなど慎重に対応したほうがいいでしょう。

7 応用の型 病棟編③
退院時要約

病棟編の最後は「退院時要約」，通称"サマリー"の書き方を解説します。
患者をたくさん担当してバリバリ働くほどたまっていくサマリー．実は記載しなければならないとする法的根拠はありませんが，診療録管理体制加算取得や特定機能病院認定では必須のため，指導医や事務から記載を迫られることが多いかもしれません．また，入院中の情報が簡潔にまとめられたサマリーは，退院後に診療する医療者にとって有用な情報源になりますし，きちんと記録し蓄積していけば将来的には専門医認定や臨床研究のために必要な症例情報のデータベースにもなります．
一方で多くの医師にとっては「できれば書きたくない面倒なもの」と認識されがちで，あまり書かない，もしくはきちんと書けない医師も多く，ましてや適切な書き方について指導できる指導医も少ない印象です．書かざるを得ない以上，せっかくなら担当患者の経過を適切に整理して今後の診療に役立たせるだけでなく，自分自身の研修や生涯学習にも役に立つサマリーを書けるようになりましょう．

退院前後の特徴とカルテ記載のポイント

- 退院前は忙しい，退院後は面倒
  → 退院日までに無理なく完成させられる段取りを身につける

- サマリーを書かなくても困らない？
  → 研修の質向上や，外来への申し送りという視点で記載する

　退院直前は患者・家族への病状説明や退院時処方・各種書類作成・外来受診手配などで忙しいためサマリー記載の時間はなかなか取れず，かといって退院後は他の患者対応に気を取られてしまい患者担当中の記憶も曖昧になってくるため記載が面倒に感じられるものです．実際，退院後数週間たってしまい，当時の記憶を頑張って思い出したり，カルテや経過表を確認したりしながらサマリーを書いていくのは面倒で効率もかなり悪いですし，ときに思い違いによる誤記載も発生しがちです．

　こういったことにならないためには，**入院中からサマリーを書き始め，退院と同時に完成させるような段取り**の組み方が重要になります．具体的には，入院時記録の流用，経過記録・問題リストの活用，定型的な退院時病状・退院後方針の記録の3点が

重要になりますので，この後詳細に説明していきます。

また，「サマリーを書かなくても担当患者の日常診療には影響がない」と感じやすく，「意味のないデスクワークよりも楽しいベッドサイドへ！」と感じてしまう気持ちもわからなくはないです。しかし，実際は「きちんとサマリーを書き続ける」ことは診療の質や研修の質を底上げしますし，入院中の情報が簡潔にまとめられたサマリーは退院後に診療する医療者にとって有用な情報源となります。

サマリー記載という形でそれまでの入院診療を振り返ることで，今回経験したことや学んだことを見つめ直し，言語化し，頭の中で整理し直すことになります。このプロセスを経ることで，次に同様のシチュエーションに遭遇した際には一段高いレベルで対応できるようになります。また，サマリー作成の時点で診療の抜けや知識の勘違いなどに気がつくことで，**退院前に患者診療に還元したり，自分の知識の穴の補填が可能になります。**

また，**退院時要約は「退院"後"」の患者診療上はとても大切なもの**になります。短期間で再入院となってしまった場合，前回入院時の退院時要約がよくできていてとても参考になったという経験があるかもしれません。同じように，退院後に患者診療を担当する外来や往診の担当者にとってもよくできたサマリーはありがたいもので，特に退院後他院に逆紹介となった場合は紹介状とサマリー以外に入院中の情報を知ることは難しいため（気軽にカルテを閲覧できない，電話での問い合わせも長時間・詳細にはできない），非常に重要な情報源となります。

「退院後」に特に重要となる項目としては，「入院中の情報」（入院時記録＋経過記録にあるような確定病名，治療内容，検査結果など）に加えて，「退院時の病状」（最終診断名や病状）と「今後の方針」（退院後の課題）といった情報が挙げられます。また，退院後に読むのは医師だけに限らず，看護師やケアマネジャーという場合もあります。院内でしか通用しない専門用語・略語はできるだけ避けてわかりやすく記載しましょう。

さらに，退院後の切れ目のないケアに備えたり急変時に活用するためには，「退院と同時」にでき上がっていることが理想です。いつも同じ形式で記載することで，あまり時間や頭を使い過ぎずにさらっと書く習慣を身につけたほうがよいでしょう。

退院時要約のフォーマット

【入院目的】　【主訴】

【現病歴】
【既往歴】
【内服薬】
【家族歴】
【生活歴】
【入院時身体所見】
【入院時検査結果】

【入院時問題リスト】	【修正問題リスト】	【転帰】
#1.	→	→
#2.	→	→
#3.	→	→

【入院後経過】
　初期評価（A）→初期計画（P）
　実際の経過（D）→所見の再評価（S）→プロブレム名の更新（A）→計画の修正（P）
　D→S→A→P→D……。

【入院後検査結果】
【退院時病状】
　退院時最終診断名→病状
　・退院時処方：
　・退院後方針：

【考察】
　起（症例のまとめ，ポイントの抽出）
　承（参考文献など）
　転（症例への当てはめ）
　結（今後に向けて）

退院時要約の「応用の型」

❶　現病歴から入院後経過の初期評価・計画までは，「入院時記録」を最大限活用する
❷　入院後経過は，「問題リストの変遷歴」を参考に，PDSA で過不足なくまとめる
❸　退院時病状・退院後計画は，「退院が決まった時点」ですぐに書く
❹　考察は，ポイントを絞って「起承転結」でまとめる

❶現病歴から入院後経過の初期評価・計画までは,「入院時記録」を最大限活用する

全ての入院診療では,「**入院時記録**」を**かなり詳細に書いているはず**です。電子カルテ化されている病院ならば, これをコピペして活用することは「**短時間**」で質の高いサマリーを作成する上で重要です。

もちろん丸写しだけでよいとは限らず, 適宜手を加えます。入院後に明らかになった**追加情報（既往歴や家族歴, 他院の診断名や処方薬など）があれば追記するべき**です（☞ 34頁「応用の型 病棟編①入院時記録」入院初日の特徴とカルテ記載のポイント）。退院後に閲覧する人にとっては「この種類の情報はここに記載されている」というルール通り記載されていることが重要であるため, 入院後にわかったからといって律儀に入院後経過の欄に記載するのではなく, 既往歴や家族歴の欄に追記したほうが見やすいでしょう。

また, 入院当初は知識不足だったために膨大な数の鑑別診断を挙げていたり, 穴だらけの初期計画で終わっていたことも多いと思います。その後の勉強や指導医との相談で修正できた場合は, 入院時の記録を適宜手直ししてサマリーに反映させてもいいでしょう。サマリーは研修医の学習・成長の記録ではなく, 後でみる医療者にとって読みやすい診療記録なので, 未熟なときのメモ書きをそのまま残す必要はありません。

❷入院後経過は,「問題リストの変遷歴」を参考に, PDSAで過不足なくまとめる

サマリーはあくまで「要約」なので, 可能な限り簡潔に, しかし必要な情報は確実に押さえた記載が求められます。しかし, 入院後の経過が長期化・複雑化してきた場合には冗長な記述になりやすく, 書きたくなくなることも多いです。こういうときこそ「一定の型に沿った記載」が重要です。

筆者は, 品質管理の「PDSAサイクル」[★1]を参考に, カルテ記載になじむようにアレンジしています。入院時記録の時点で立てた「**初期評価: Assessment**」と「**計画: Plan**」の後に, それをどのように「**実行: Do**」したのかという実際の経過を具体的に記載し, その結果生じた**病状（症状・所見等）の変化を「再評価: Study」**し, より適切に**更新されたプロブレム名「改善: Act」**に合わせ, 改めて「**計画: Plan」を立て**, その後の経過（D・S）を再び書く……という順番で記載します。

再評価の結果, 入院の必要性がなくなれば退院が確定し, そのときの更新されたプロブレム名が「退院時病名」に, 計画が「退院後計画」となります。介入内容（Do）や介入後の病状変化（Study）の記載が具体的でない記録だと, 後で見て概要がつかめず, 結局カルテ原本を見る必要が出てしまうので気をつけましょう。

退院と同時に書き上げるためのコツとしては, **入院中に病状の変化（診断確定, 合併症出現, 治療方針変更など, つまりプロブレムリ

[★1] **PDSAサイクル**
　最初から最終ゴールに向けての計画を立てるのではなく, 最初の時点で手に入る情報に基づいて小さな計画を立案。まず動き出し, 実行後に起きたことをきちんと再評価して計画を最適化するプロセスを繰り返しながら, 徐々に適切なゴールに至ることを目指す考え方。医療現場においても, 最初からゴールが見えることは多くはないので, この考え方に基づいた診療の組み立ては有効であり, 入院後経過をまとめる際にも活用できると感じています。

ストを「深化」させたとき）があれば，その都度そこまでのPDSAセットを退院時要約に書き足しておくと楽です。退院後にまとめて書くと，途中の変遷が省略もしくは誤解され実際の診療からかけ離れた内容になってしまいがちで，何より記憶やカルテから全経過を拾い直すのは時間がかかり苦痛です。

退院時にまとめて書く場合も，問題リストのプロブレム名変遷経過を参照しながら記載するとかなり楽です。例えば「#2. 貧血 ［11.1］→鉄欠乏性貧血（#1による消化管出血）［11.4］→軽快［11.14］」であれば，「1日にこういうデータから貧血と判断し，4日にフェリチン値が判明して鉄欠乏性貧血と確定することで#1で一元的に説明でき，14日の採血再検でHb値が改善した」という入院後経過の基本骨格がすぐに書けるので，あとは該当日のカルテを見て実際のデータなどを書き足すだけとなります。

❸ **退院時病状・退院後計画は，「退院が決まった時点」ですぐに書く**

入院時の病状は詳しく記載されているが，退院時の病状（自覚症状や最終検査結果がどれくらい改善したのかなど）が明記されておらず，その後に急変したときの救急外来で「退院時と今を比較して何がどれくらい悪化しているのかの評価」ができないケースは多いです。また退院後の外来（多くは入院主治医と別の医師が担当する）で，退院時病状や退院後当面の注意点が記載されておらず，どのように引き継げばいいか困惑することもあります。

こういった事態を避けるためにも，「**退院時最終診断名**（病期や重症度，合併症なども併記）」と「**病状**（各疾患のパラメーターとなる症状・所見の最終データと，特に高齢者では認知機能やADLなどの心身機能の情報）」を必ず記載し，「**退院時処方**」「**退院後方針**（今後注意すべき症状や定期検査項目など）」も明記します。退院後のかかりつけ医への申し送りのつもりで具体的に記載しますが，診療情報提供書など別の書類があればその存在を明記し，退院時要約内では簡潔な記載にとどめます。

また，同じ病院内の外来に申し送る場合は，これらの項目を外来カルテにコピペしておくことで，スムーズに外来診療に引き継ぐこともできます。入院でついた新たな病名を外来問題リストに登録したり，退院時処方を引き継いだり，退院後外来で患者に問診する項目をコピーしたりといった作業が簡単になります。

❹ **考察は，ポイントを絞って「起承転結」でまとめる**

忙しい日々の中で退院した患者に割ける時間は少ないため，考察まではなかなか書けない研修医が多いです。たまに書かれている研修医の考察を読んでも，学生時代のレポートのような「疾患についての教科書的知識をただ記載する」レベルにとどまっていることがほとんどです。

本来は「最新の医学的知識をもとに，患者の病態や入院中に行った治療の妥当性を評価したり，今後に向けた改善策を考える」ことによって，「単なる症例経験」を「自らの診療能力や患者ケアの質向上」に生かすような書き方が望ましいでしょう。筆者の場合は起承転結をベースにした四段構成での書き方（後述のカルテ例参照）を基本にしており，研修医も教えればすぐに習得できるため，初学者にお勧めです。

> **退院時要約の段取り**
>
> **Step1** 既存記録の活用……入院時記録と問題リストを活用する
> **Step2** 締めの記載……忘れずに退院時病状を明記する
> **Step3** 考察をサボらない……すでに学んだことを起承転結でまとめる

　実際に退院時要約を書き始める「前」に，上記のStepを踏んで準備をしてみましょう。

Step1　既存記録の活用……入院時記録と問題リストを活用する

　まずは入院時記録をコピーします。入院の時点で情報が足りない部分は追記しますが，きちんと項目を作り「未聴取」と記入していれば（☞42頁応用の型病棟編①「入院時記録」），そこだけ追記または削除すればよいので効率よく作業が進められます。

　さらに，入院中に毎日深化させた問題リストをコピーします。きちんと書いてあれば深化の日付もあるはずなので，**深化した日のカルテだけ拾い読みする**と入院後経過を効率よく書けます（病態理解が深まったり診療方針が変更になった根拠はその日のカルテのS・Oに，思考過程や介入計画の変更内容はA・Pに書いてある）。これ以外の経過記録は見ないことが，短時間で効率よくサマリーを書く上での最大のポイントです。

Step2　締めの記載……忘れずに退院時病状を明記する

　患者の退院が決まるのは，主病名となる疾患の治療が終わる見通しが立った頃が多く，指導医に病状や方針を相談したり，患者・家族に病状説明の準備をしたりする段階で経過をまとめていると思います。

　そのときに指導医と確認した最終診断名や病状，病状説明のときに伝えた退院後フォロー方針や新たに聞かれた患者からの要望などを「退院時病状」欄にすぐ記載すると，ここも労なくすぐに埋められます。

Step3　考察をサボらない……すでに学んだことを起承転結でまとめる

　Step1は頑張れば入院初日にほぼ完成してあとは微調整だけ，Step2も退院が決まった段階で書き終えるはずです。Step3は，Step2と一緒に作成できればベターで，少なくとも「退院後に勉強して書こう」とはしないほうがよいです。

　退院後に新たに勉強したことは，その患者に還元することは難しいですし，そもそも「終わったこと」に対して追加で勉強する余裕などないはずです。一方で，入院初期には患者の病状についてわからないことがたくさんあり，指導医の診療ペースについていくために勉強したはずです。その「入院初期に勉強したこと」を考察の「承」とし，「実際に患者に適応した結果」を「転」として活用します。こうすることで，新たに無駄な勉強はせずに，診療にとって有用な情報を的確にまとめることができ，「退院前」に考察まで書き終えることができます。

退院時要約の実際

段取りで退院前に完成させた，退院時記録の型に沿って記載した例を以下に示します．

「1か月前から心窩部違和感・黒色便などの症状が出現し，胃潰瘍疑いと診断されて入院となった78歳男性」

【入院目的】胃潰瘍の精査・治療
【主訴】食思不振，心窩部違和感，黒色便

【現病歴】高血圧などで治療中の78歳男性．
　1か月前から食思不振と心窩部違和感が出現し，1週間前から黒色便を認めるようになり当院内科外来を受診．上部消化管内視鏡検査にて胃潰瘍疑いと診断され入院となった．
　ROS（＋）注：体重減少－2 kg/月，食思不振，心窩部違和感，倦怠感，労作時息切れ
　ROS（－）：心窩部痛・背部痛，嘔気・嘔吐，下痢・便秘

【既往歴】❶……（省略）
【家族歴】……（省略）
【生活歴】……（省略）
【入院時身体所見】……（省略）
【入院時検査結果】
　〈上部消化管内視鏡〉胃幽門部小彎側に潰瘍形成を認める，辺縁から2か所生検実施．……（省略）

【入院時問題リスト】	【修正問題リスト】	【転帰】
#1. 胃潰瘍［11.1］	→胃癌［11.6］　→胃癌（StageⅡA）［11.12］	→転院［11.14］❷
#2. 貧血［11.1］	→鉄欠乏性貧血（#1による消化管出血）［11.4］	→軽快［11.14］
#3. 悲観的言動［11.6］	→適応障害［11.7］	→軽快［11.14］

【入院後経過】
　内視鏡所見から胃潰瘍と診断し，内科病棟入院し絶食補液・PPI静注での治療を開始した．❸
　入院後は心窩部痛なく経過し，経口摂取も再開でき早期退院可能と考えていた❹が，入院後

注．Review of systems の陽性症状を示す略語（一般的にどこでも通じるわけではなく，当院内でのローカル表記）
❶未聴取だった既往歴などを入院後に追加聴取した場合，入院後経過内でなくここに追記しておいたほうが情報を探しやすい．
❷日付を付けてプロブレム名の経過をまとめておくと，入院の全体像を簡単に把握しやすい．
❸最初に入院時記録の「初期評価と計画」を記載する．
❹「実際の経過：D」．予定している「計画：P」と「実際の経過：D」は別モノなので分けて記載する．
❺「所見の再評価：S」．症状変化や追加検査結果は，医師の判断や行動に影響を与えるものに絞り記載する．

胃内視鏡検査時に行った潰瘍部の生検で Group5・分化型腺癌が検出され❺，#1 を「胃癌」と診断修正し❻，本人への告知と進行度・耐術能評価のための検査を追加した❼。
　しかし，告知後に検査の拒否や悲観的言動が見られ（D），精神科医と連携し適応障害として（S・A）支持的・共感的に対応（P）することで落ち着いた。
　最終的に予定の検査を終えることができ（D），諸検査の結果（後述❽）（S）から StageII A の胃癌と診断し（A），手術目的で他院外科へ転院となった（P）。

【入院後検査結果】（省略）

【退院時病状】
胃癌 StageII A→疼痛・倦怠感なし，経口摂取可能，体重＋1 kg。
鉄欠乏性貧血→鉄剤内服により Hb 11 mg/dL まで回復。
適応障害→支持的対応で悲観的発言なく手術に前向き。❾
・退院時処方……オメプラゾール 20 mg 1×，フェロミア 50 mg 1×，……（省略）❿
・退院後方針……○○病院消化器外科にて手術・化学療法予定。別紙紹介状あり。⓫
　　　　　　　精神面のケアなどは看護添書も参照。

【考察】
本症例は当初良性疾患と判断され楽観的な見通しを持っていたが，途中で悪性疾患と診断されたことにより患者が精神的に動揺し，その後の診療に支障を来した。今後も同様のケースは想定されるため，「癌患者における適応障害」について考察する⓬。
文献的には癌患者の○割に適応障害が発生し，その危険因子は……，対応としては……とされる（参考文献：○○）⓭。本症例はこの危険因子を複数有しており，適応障害の発症は十分に予測できた⓮。
今後も同様の症例では心理的反応を予測しながら先を読んだ対応を心がけるべきと考える⓯。

応用の型 病棟編③退院時要約

❻「プロブレム名の更新：A」。S を根拠にプロブレム名を更新する。
❼「計画の修正：D」。新しいプロブレム名に合わせて修正された計画を記載する。以降，PDSA を繰り返す。
❽まとまった量の検査結果は入院後経過の文中には書かず，後にまとめて記載したほうが読みやすい（今回は紙面の都合で省略）。
❾退院時の最終診断名と病状は，主なプロブレムについて簡潔（1 行ずつ）に記載する。
❿外来で処方をひきつぐときに参照するので，用量・用法も省略せず全ての薬剤を記載する。外来の処方薬を大きく変更した場合は，継続薬：……，中止薬：……，追加薬：……と整理するとなおよい。
⓫どこのだれがいつ何するかわかるように記載。申し送りが書かれた別紙があれば，その存在を明記。
⓬「起」：症例の特徴を簡潔にまとめ，いちばんの問題点，考察すべきポイントを明示する。
⓭「承」：「起」を受け，関連する文献を一つ選び，その内容から症例に関係する部分だけ簡潔に引用する。
⓮「転」：文献情報を「この事例に当てはめる」と何が言えるのか。最も重要。
⓯「結」：ここまでを踏まえて，この患者に対して，もしくは医師としての自分が今後どうするかを具体的に述べる。

Q&A

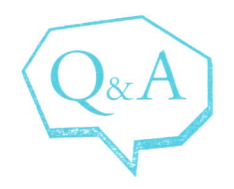

Q 退院時要約を書くのは時間がかかり，退院時には間に合いません。

A それでも初期研修医のうちに「退院までに書き上げる」習慣を必死で身につけましょう。退院後の診療に迷惑がかかりますし，研修修了後はもっと忙しくなり患者担当ペース（≒サマリー作成ペース）も上がるため今できなければ一生できません。逆に，一度身につけてしまえば「たまったサマリーを片付けるために残業や休日出勤」する必要もなくなります。今が頑張りどころです。

Q 複数のプロブレムがある患者の入院後経過は，ひとまとめにするべきか，プロブレムごとに分けるべきかいつも迷います。

A 分割困難，または一つのプロブレムが主でほかはそれに組み込まれるような場合は「SOAP一括形式」でまとめて書いてもよいでしょう。ただし，基本的には「By problem 形式」でプロブレムごとに PDSA で記載します。プロブレム数が多いと気持ちがなえそうになりますが，問題リストにあるプロブレムの変遷履歴を眺めながら書くと見通しが立てやすく気持ち的にはかなり楽です。

Q 入院後に行った検査結果はどこに書けばいいですか？

A 原則としては時間経過の通りに記載するべきです。入院時検査結果欄には入院直前直後に行ったものまでを記載し，入院後に追加した検査は該当するプロブレムの「入院後経過」内で記載するか，入院後経過の後ろにまとめて記載するのが基本です。

ただし，問題リストが一つでシンプルな場合，時間とともに診断が二転三転したような複雑な経過でない場合などは，まとめて「検査結果」として問題リストの前に記載したほうが，1か所に検査所見がまとまって記載されるため検査結果の解釈がしやすくなると思います。最終的に病状や入院中の経過が把握しやすく，別の人が読んだときに知りたい検査結果を速やかに見つけられればよいと思いますし，それ以前にその科のルールや指導医の好みもあると思うので柔軟に対応してください。

Q 考察したいことがたくさんありすぎて困ります。全部書いたら長くなって書き終わるまで時間がかかってしまうし，一部しか書かないと手を抜いてしまったような気持ちになります。

A 「1サマリー，1テーマ」が基本です。一般的な報告書や論文では一つの文書に複数のテーマを書くのは望ましくないですし，実際上も複数のテーマを書こうとすると調べる時間や記載する手間が増えすぎて続かなくなってしまいます。複数の問題点や課題があっても，できる限り最も重要な点に絞りましょう。

たくさんあるポイントの中でどこに絞るかは慣れないと難しいですが，指導医と相談して臨床的に最も重要な点を探してもい

いですし，研修医の視点で最もわからなかったことや衝撃的だったことに絞ってもよいです。前者のほうが望ましいように感じますが，後者のほうが学習効率は高く，書き始める心理的ハードルも低いためお勧めです。

Q 考察の深さと，引用文献の選び方について教えてください。

A 考察を書くためだけに原著論文レベルの文献検索まで行う必要はなく，初期研修医のうちは患者のケアの向上のために入院初期に学んだ研修医向けマニュアルやUpToDate®などの二次資料で得た知識をもとに書けば十分です。日本内科学会の認定内科医受験時の提出レポートでも「日本語の文献・テキストでも可」となっています。

もちろん，退院時に疑問点が残り入院中に得た知識だけではすっきりしない場合は追加の文献学習を要しますし，教科書レベルで定まった答えがない問題点を調べる場合は原著論文までたどる必要も出てきます。しかし初期研修医のうちは「全症例で，日常的に，文献的考察を行い生涯学び続ける」という態度を身につけるために，「的確な型に沿った記載」の練習をたくさんしたほうがよいです。背伸びをしようと思って書けないまま月日が流れるくらいであれば，「すでに学んだ知識をきちんと型に沿ってまとめなおし記録に残す」ことを目標としたほうが望ましい印象です。半年も続ければ自然とより深い考察が書けるようになっていきます。

---

column

退院時要約に書く項目の要件

　カルテ記載項目に関しては，法的な最低条件は明確ではありません。一方，診療録管理体制加算などの条件となる退院時要約では「様式第一号を満たすこと」が求められています。いわゆる「1号紙」とか「表紙」と言われる部分です。ここに書くべき項目は，以下の4種類です。

1) **診療を受けたものの住所・氏名・性別・年齢**……たいていは自動で印刷されるか，事務で補ってくれますね。
2) **病名および主要症状**……退院時の問題リストが該当します。DPC採用病院ではICD-10に従った病名での記載が求められます。
3) **治療方法（処方及び処置）**……簡潔でもいいので，入院後経過として記載する。また，別枠の手術・処置記入欄も，該当する行為があれば必ず入力しましょう。
4) **診療の年月日**……これもたいていは自動印刷ですね。入院日時や転科・退院日時も含みます。

　実際は病院ごとに指定の様式があるのでそれに合わせるべきです。病院機能評価などでは「病院全体で退院時要約の形式が統一されている」ことが条件に入っていますし，院内でバラバラの様式だと結果的に自分が困ります（ほかの人のサマリーを見ても重要な情報を拾う手間がかかるため）。

8 応用の型 外来編①

初診外来

　ここまでは入院時記録・経過記録・退院時要約といった「病棟」でのカルテの書き方を説明してきました。ここからは「診療所」や「病院の内科外来」（以下，両者をまとめて「外来」と表記）におけるカルテの書き方を説明していきます。
　外来診療は，初期研修中にきちんと経験できる環境がない病院も多いため，診療の仕方や，ましてや外来に特有のカルテ記載法を学ぶ機会はなかなか得られないと思います。しかし，外来は病棟や当直のカルテ記載とはポイントがかなり異なります。今後外来診療に出るときには本章の内容を意識して少しずつ練習し，限られた時間内でも患者のニーズを満たし質の高い診療を実現するためのカルテ記載法を習得してください。
　本章では急な体調変化のため臨時受診した患者の診療に用いる「初診外来カルテ」，次章では慢性疾患の管理のため定期受診した患者の診療に用いる「継続外来カルテ」について詳しく解説します。

初診外来の特徴とカルテ記載のポイント

- 事前情報が少ない
  →予診や主訴から仮プロブレムを立てる

- 最も時間制限が厳しい
  →キーワード重視で簡潔に

- 患者の「納得」も求められる
  →患者視点の情報をきちんと書く

　外来研修のない研修病院では病棟や救急との違いをイメージできず，カルテの書き分け方も見当がつかないと思います。外来診療と救急・病棟の違いを32頁の表で確認してください。
　患者と初めて会う初診外来では，**「前回カルテ」は当然なく，問題リストも事前に定まっていません**。そのため，病棟研修で習得した「プロブレムに沿って記載を進める」ことができず，病棟で真面目にカルテを書いていた研修医ほどかえって戸惑いやすい傾向にあります。**事前情報も問題リストもない状態でカルテを書き始めるためのコツ**を新たに習得する必要があるのです。
　また，一般的な外来では，決まった時間内で多くの患者を診療する必要があり，か

なり厳しい時間的制約があります。午前中の3～4時間で20人から，多いときには40人以上の患者を診療しなければならず，**患者1人当たりの「診察＋カルテ記載＋指示出し」に使える時間は数分～20分程度**です。研修医のために設定されている研修外来や，比較的時間に余裕のある予約外来だったとしても，30分以上かけられることはめったにないと思ってください。しかも，診療が終わった直後には患者は会計を済ませて外来からいなくなってしまうため，診療終了後にカルテ記載や指示内容を変更することもできません。**短時間できちんと「完成版のカルテを書き終える」ための技術**も求められます。

「患者の関心」が他の診療場面と大きく異なることも重要です。1,000人の住民の受療行動を1か月間観察した研究[1]では，何かしらの症状を訴えた地域住民862人のうち実際に医師を受診するのは307人（約3分の1）しかいないことを示しています。確かに筆者自身も並大抵の症状では仕事を休んで受診しようとは思いません。逆に考えると，**救急に駆けこむほど重症でもないのに外来を受診したということは「受診に踏み切る"本人なりの事情"がある」**ことが多いです。例えば「明日はとても重要な仕事があるが，インフルエンザだと休まざるをえないため一晩で治してほしい！」とか，「頭痛が続いており，自分の父親も頭痛を訴えた後にくも膜下出血で倒れたことを毎晩思い出し不安でいてもたってもいられなかった」といった事情・理由はよく見られるものです。そのため，表面的に訴えられた"症状"に対する正しい診断を説明するだけでは本来の受診理由に応えることはできません。**「受療行動」を引き起こした"事情"の把握と対応**までもが求められます。

このように，事前情報のない患者に対して，短時間で，「医学的に正しい診断や治療」と「患者が納得し安心できる説明」の両立が求められており，他の診療場面に比べると外来診療は難易度が高いと考えられます。この厳しい要求に応えられる外来カルテ記載法を学べる教科書は見当たりませんが，医療面接法のPCI[★1]を応用した型はかなり有用であると筆者は感じています。

PCIは誰でも習得可能で，患者満足度向上・症状軽減・アドヒアランス向上などのエビデンスがあり，しかも診察時間は長くならないとされています。実際にこの方法で研修医に外来指導を行うと，短時間で適切な診察とカルテ記載を行えるようになり，患者満足度も非常に高い印象があります。

[★1] PCI（Patient-centered interviewing：患者中心の医療面接）
　PCIのポイントは下記のとおりです。詳しい実践方法は参考文献[2]に譲りますが，何を伝えれば患者が安心するのかがPCIによってすぐわかりますし，医師・患者関係が良くなることでDrCにかかる時間も短くなるため，外来の特徴に合わせたカルテ記載を行うことができます。
- 「患者中心のプロセス（Patient centered process：PtC）」から始まり，「医師中心のプロセス（Doctor centered process：DrC）」に移行する。
- PtCの占める割合は診療全体の1～2割だが，重症・緊急の場合はDrCの割合が大きくなり，外来のような軽症・慢性の場合はPtCの割合が大きくなる。
- DrCでは"医学的診断"のために現病歴・既往歴・家族歴などの聴取を行うが，PtCでは受診に至った"事情"を理解するために「患者が重要視する"関心事"（診断に直結しない脱線話）」や「表情や態度で表現された"感情"」などを把握する。

初診外来記録のフォーマット

```
# 問題リスト                    O
   主訴：#a.      #b.             全身状態：
   受診理由：#c.                  バイタルサイン：
                                  身体所見：
S
   訴え：「(セリフ)    」         A
                                  #a.
   ○○                            #b.
   △△　(キーワードの箇条書き)
                                  P
   現病歴：                       Dx)
   既往歴：                       Tx)
   家族歴：                       Ex)
   生活歴：                       Px)
                                  NP)
```

初診外来記録の「応用の型」

❶ 最初に「主訴・受診理由」を仮プロブレムとして登録する
❷ 患者中心の情報はセリフのまま，医師中心の情報は箇条書きに
❸ A欄はBy problemで，個々のプロブレムごとに記載する
❹ ネクストプランで次回に引き継ぐ

❶最初に「主訴・受診理由」を仮プロブレムとして登録する

　まだ病名レベルでのプロブレム名は登録できませんが，「主訴」や「受診理由」を仮プロブレムとして登録してしまいます。これらに説明がついて患者が納得できる提案ができれば今回の診療は成功といえるため，「医師が問題意識を持って取り組む」というプロブレムの定義にも矛盾しません。もちろん，予診票の時点でわかっている基礎疾患があれば，正式プロブレムとして登録してしまって構いません。

　診察の方向性を最初につかむためにも，必ず1行目に記載すべきと考えます。「SOAP」の枠しかなければS欄の1行目に目立つように記載しますが，当院では「#SOAP」と最初に#欄があるためここに記載しています。後日カルテを見直した際にも，SOAP内に埋もれている状態よりもプロブレム名が見つけやすくどんな診察だったのかを把握しやすいという利点もあります。

❷患者中心の情報はセリフのまま，医師中心の情報は箇条書きに

　PtC（☞69頁★1）の情報はSで「セリフ

をそのまま」書き，Oで「表情や雰囲気などの視診情報」を文章で記載します。専門用語に置き換えたり箇条書きにすると文脈情報が抜けてしまい後で想像しにくくなってしまいます。

DrCの情報はSで「医学用語に置き換えて"単語"」で羅列し，Oでは「全身状態（重篤感など）とバイタルサイン」は必ず記載し，その他の所見は診断に有用なものに絞って箇条書きにします。このほうが短時間で書けますし，後で読み返して診断を考える際にもキーワードのみを拾い読みできて効率よく診断推論ができます。

❸A欄はBy problemで，個々のプロブレムごとに記載する

急性疾患などの一時的な問題は「仮プロブレム名（#a）」をつけ，慢性疾患や生活習慣など継続的な問題は「正式プロブレム名（#1）」で記載します。各プロブレムの後にそれぞれBrief summaryや鑑別診断，方針などを記載します。今回の受診全体について漠然と記載するアセスメントと比べると，個々のプロブレムごとに記載する形式では，複数の問題があっても混同しにくい，小さな問題の対応を忘れにくい，番号を次回診察に引き継ぐことで一貫性のある診療ができるといったメリットがあります。

S・Oを記載し，A欄で主訴・受診理由以外の問題点を見つけた場合（Review of systemsで聴取した症状や特記すべき既往歴，身体診察や初期検査の異常所見など）は，A欄で扱うのと同時に#欄（もしくはS欄の最初）に登録します。**次回診察に引き継ぐのは，基本的に#欄とP欄のみ**と考えてください。

❹ネクストプランで次回に引き継ぐ

病棟では入院初日に当面の指示は出してしまいますし，前日に記載したプランを記憶しておくことも不可能ではありません。しかし，外来では次回受診が数週間から数か月後になることも多く，「初診時に考えていた次回外来での予定」を忘れてしまうこともよく起きてしまいます。そういったことを防ぐため，P欄には今回実行するプランだけでなく，「次回受診時に行う計画（Next Plan：NP）」も記載しましょう。例えば「今回話題になった飲み会のことを聞きつつ，喫煙・飲酒状況を把握する」「SU剤を追加したので，今回説明した低血糖症状の有無を確認する」などが挙げられます。

次回診察開始前にP欄のNPを読むことで，診療の漏れ・抜けの予防や診療時間の短縮，かかりつけ医として患者に「いつもの話が通じる安心感」を提供することができます。

初診外来記録の段取り

- **Step1** 診察前の準備……予診情報を初診外来の型に当てはめる
- **Step2** 診察中の記載……型の空欄にキーワード形式で書き足す
- **Step3** 診察後の追記……AとPだけ書き足して速やかに完成させる

　病棟カルテ記載では記録開始「前」の準備について詳しく説明しましたが，外来では準備する時間も，準備のために使える情報もあまりありません。診察開始前だけでなく，"診察中"や"診察後"も含めて効率よくカルテを仕上げていく段取りを説明していきます。

　では，次の症例を題材に各Stepを解説していきます。

> **症例** 特に基礎疾患のない50代女性の，急性の上気道症状による初回受診

Step1 診察前の準備……予診情報を初診外来の型に当てはめる

　最初に，初診外来の型の項目をカルテ上に作ってしまいます。電子カルテであれば定型文などの機能ですぐに対応可能と思います。紙カルテであれば初診時用の記載フォーマットが病院ごとに決められているはずです。事前によく目を通して，どこに何を書くか，どこを修正すれば初診外来の型になるかを把握しておきましょう。

　そして，その枠に，予診票など限られた事前情報から得られた情報[★2]を転記しておきます。一般的な予診票では「54歳，女性。2日前から，咳・鼻水・咽頭痛，X線検査希望」といった年齢・性別や主訴・受診理由と，「BP 138/86, HR 84, SpO_2 97%, BT 37.6」のように看護師の測定したバイタルサインが記載されています。バイタルサインからは事前に重症度（ショック・呼吸不全）や細菌感染症（SIRS：全身性炎症反応症候群）の可能性についてある程度検討できますし，主訴と受診理由から仮プロブレムを作成しておくだけでも事前に鑑別診断について指導医に相談したりマニュアルを読んで予習することも可能です。

[★2] 予診票で当たりをつける。患者背景に関心を持つ
　「先入観を持たずに患者を診療せよ」ということは診断推論や救急診療でよく指導されることではありますが，時間制限の厳しい外来診療では，ある程度当たりをつけて診察に入ることで少しでも診療時間の効率化を図りたいところです。特にプライマリ・ケア現場ではCommon Diseaseが多いため，予診票の情報から想定した疾患が当たる確率はかなり高くなります。さらに，救急や病棟に比べると圧倒的に軽症患者が多いため，まずは「Commonで軽症」な疾患を想定してポイントだけ押さえた効率のよい診察を行い，その想定から外れる情報が出てきた場合は丁寧な診察を心がけたり，指導医に相談したりするという「切り替え」ができるとさらにメリハリがつきます。地域やその外来における「主訴ごとの鑑別診断の頻度」に関する情報があればさらに精度は高くなります。
　また，想定している鑑別診断と乖離した患者の希望（医学的に必要とは思えない検査・治療・入院希望など）がある場合は必ず，「どうしてだろうか？」と患者背景に関心を持った状態で診察に入るとよいことが多いです。これを意識しておかないと，「なぜただの風邪なのに検査や抗菌薬を求めるのか!?　無駄じゃないか!!」と無駄なイライラや患者との言い争いに発展してしまい，結果的に診療時間も長引いてしまうことがよくあります。

Step2　診察中の記載……型の空欄にキーワード形式で書き足す

　外来では，診察が終わってからカルテ記載を丁寧に行う時間は十分にはありません。診察しながら，個人用のメモではなく患者のカルテに書き足していき，診察終了後は少ない書き足しでカルテが完成するようなやり方を習得する必要があります。

　Step1で項目を作っていれば，あとは得られた情報を該当する空欄に記載していくだけです。同じ型を使い慣れれば，聞いた情報をどこに書けばいいかがすぐに思いつくようになっていくため，この作業はかなり早くなります。

　記載するときのコツとしては，「**S欄はできるだけ文章で書かず，単語レベルのキーワードで箇条書きにすること**」です。患者の事情に関する情報はセリフで書きますが，その場合も一字一句正確に全文を書き留める必要はなく，ひと通り聞き終えてから重要と思える一文のみ書き留める程度がいいでしょう。そのほうが患者の話を聞くこと自体に集中しやすいですし，後で読み返すときにも情報が把握しやすいです。

　また，話を聞きながら「あとでこのことについて患者教育をしよう」とか「この検査を提案しよう」と思いつくことも多いでしょう。そのときには，思いついた時点でP欄に簡単に記載しておくと，情報収集後の患者説明の段階で漏れがなくなります。

Step3　診察後の追記……AとPだけ書き足して速やかに完成させる

　診察が終わった後，医師がカルテ記載を終え，指示を出すまでは患者は無駄に待つだけになってしまいます。また，カルテ記載と指示出しが終われば，患者は（必要があれば検査や処置を受けた後に）すぐに帰宅してしまいます。このため，診察が終わったら短時間で書き終えなければなりません。必要最低限の記載に抑えること，一方で**A・P欄については後で書き直さなくて済むように必要十分な記載を行う**ことが求められます。

　最低限，最初に立てた各プロブレムに対してA欄で診断を述べてあり，P欄に今回行うこと（診察後の検査や処置など）や行ったこと（患者への説明・教育など），次回行うこと（ネクストプラン）を記載すれば十分です。そもそも研修医のうちは，外来でどんな検査や治療ができるのかや，経過観察や多職種連携の方法についての知識が追いついていないことも多いでしょう。診察が終わり次第，指導医に相談して意見を聞き，とりあえずのカルテ記載と指示出しを終えてしまってもいいと思います（もちろんその後に復習は必要ですが，患者を待たせてまで指導医プレゼン前に予習するのは望ましくありません）。

　一方でS・O欄については，診察直後に思い出した情報を追記したり，見た目の体裁を整える（改行や並べ替えなどの）作業は，患者診療を進める上で必須ではありませんし，患者帰宅後・外来研修終了後に行っても診療上支障はありません。もともと初診外来の型に沿って記載していれば事後の修正はほとんど必要ないことが多いですが，必要であれば最低限，かつ診療後に修正しましょう。

初診外来記録の実際 段取りで得た情報を元に，初診外来記録の型に沿って記載した例を以下に示します。

患者：54歳　女性
#問題リスト
　主訴：#a. 咳
　受診理由：#b. X線検査希望❶（→肺癌への不安）❷
　既往歴：#1. 喫煙者❷

S「咳がしつこい気がするので，レントゲンを撮ってほしい」
「先月亡くなった叔父の肺癌の初期症状と似ている。家計も厳しいので高額な検査は望まないが娘はまだ高校生で倒れるわけにはいかない。タバコも体に悪いとは思っている」❸

2日前昼〜鼻汁・咽頭痛
同日夜〜咳と微熱
1日前〜倦怠感・食思不振
ROS：少量漿液性痰，深吸気での咳嗽増悪や胸痛誘発なし。
　　　職場で2週間前から風邪が流行している。❹

既往歴❺：なし。3か月前検診で胸部Xp正常
家族歴❺：叔父が肺癌，祖父が大腸癌。父が高血圧・心不全。
生活歴❺：機会飲酒。喫煙20本/日×34年。
　　　　パートでレジ打ち業務。56歳の夫（タクシー運転手），15歳の長女と3人暮らし。

O 全身状態：重篤感なく，すっと歩いて入室し会話内容も明確だが，不安げで思いつめたような表情で話している。るいそうなし。❻
バイタル：JCS 0，BP 138/86，HR 84・整，RR 18，SpO₂ 97%（室内気），BT 37.6❼
結膜充血・貧血・黄疸なし，咽頭発赤，浅頸リンパ節複数触知，鎖骨上リンパ節触れず。
気管支・肺胞呼吸音左右差なし，wheeze・crackles聴取せず。

❶適切な対症療法よりも，不安を解消できる原因説明が必要と推測できる。
❷（→肺癌への不安）や，「既往歴：#1. 喫煙者」は，実際の診療では，Aまで記載が終わったところで追記している。追記しない状態と比べると，今回の診察の全体像が把握しやすくなっている。
❸患者中心のプロセス（PtC）。患者背景や，真の受診理由が見える。患者の言葉で書くほうがよいが，冗長にならないように注意。
❹医師中心のプロセス（DrC）の現病歴。疾患の診断に必須。医学用語に置き換えて簡潔に記載する。急性疾患では時間経過ごとに改行したほうが見やすい。
❺既往歴・家族歴などの周辺情報は，本来は専用の記載欄に書き出したほうがよい。書式の穴埋めだけで済み短時間で書ける，毎回得た追加情報を書き足しやすい，参照したいときに長年蓄積した経過記録から探し出す手間がなく便利。
❻全身状態ではDrCの重篤感と，PtCの雰囲気に関する情報も記載する。
❼外来では，ぱっと見元気そうな軽症疾患では，呼吸数はざっくりと速いか普通かだけで記載し，看護師が記載しているバイタルサインの数値は繰り返し記載しない。

A
　#a. 急性咳嗽❽
　特に基礎疾患のない50代女性の鼻・喉・咳症状。全身状態良好で胸部所見を伴わない。
　Definite：急性上気道炎→特に矛盾はしない。
　Less likely：非定型肺炎の初期は職場流行状況もあり否定できないが，経過をみて判断する。
　Unlikely：肺癌のリスクはあるが，経過・検診結果から可能性低い。

　#b. X線検査希望→肺癌への不安❾
　厳しい家計に身内の不幸が加わり不安が強まったようだ。病的な不安神経症・うつ病の印象はなく，理解力もよさそう。

　#1. 喫煙者❿
　肺癌に限らず悪性腫瘍や心血管疾患のリスクがあり，現時点で最も健康への影響が大きい。幸い#a/bから禁煙への関心が高まっている。

P
　Dx）検診Xpを取り寄せ，今後の症状経過もみて次回受診時に検査をするか相談。
　Tx）解熱鎮痛薬・鎮咳薬での対症療法。
　Px）⓫まずは1週間の禁煙を提案→前向きに同意された。
　Ex）⓬診断とその根拠について丁寧に説明し，喫煙の影響や，経過次第で肺精査も行う見通しを説明→安心された様子
　NP）⓭咳の改善や禁煙の成否を確認。取り寄せたXpも見て，肺Xp・CTや禁煙治療の相談を行う。症状改善・肺癌否定後も発言や雰囲気が改善しない場合は抑うつの評価を行う。

❽急性疾患による一過性の問題は，仮プロブレム。
❾一時的な不安のため仮プロブレム。総合プロブレム方式（☞19頁「基本の型 SOAP②A」Aの基本の型）では心理・社会的問題はプロブレム扱いしないが，外来患者の関心傾向やPCIの考え方からは健康管理上重要な問題点は全て扱ったほうがよい。
❿重要かつ継続的な問題であり，正式プロブレム。疾患だけでなく，健康関連行動（喫煙・アルコールや運動・食事習慣など）もプロブレム扱いしたほうがよい。
⓫予防プラン。患者中心のプロセスで見つけた軽い体調不良や，将来の健康維持への不安を具体的な介入に変えるために，意識的に記載したほうがよい。
⓬教育プラン。伝えた内容だけでなく，患者の反応まで記載したほうがよい（渋々うなずいた場合と笑顔で受け入れた場合で次回の対応はかなり異なる）。
⓭ネクストプラン。今回の診察内容を確実に次回に引き継げるように記載する。

Q&A

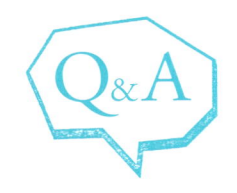

Q 外来診療や外来カルテ記載がなかなか上達しません。

A 外来は，時間制限や事前情報の少なさなど厳しい環境です。しかも初期研修中の外来診療経験値は病棟と比べて少ないため，上達しにくいのも当たり前です。

具体的に数字にしてみます。病棟で週2例ずつ患者を担当すると2例×1年52週×2年＝208例の患者を担当し，平均在院日数が10日程度なら2,000回近くカルテを記載します。一方，外来研修では1回あたり2〜4人×週1回×半年前後（4回/月×6か月）の研修期間とすると，せいぜい50〜100回程度しかカルテ記載を経験しません。これで病棟カルテ記載と同じレベルまで到達できるほうが不思議です。

こういった背景を踏まえて，初期研修中の外来研修の到達目標を「達成可能なレベル」に落としこみ（本来は指導医の仕事ですが），カルテ記載は「型」に沿った反復練習に徹することで，回数は少なくても上達スピードを速められます。上達したという実感を持てるまでかなりかかると思いますが，くじけずに頑張ってください。

Q 心理社会的問題や予防医学的な問題まで記載していいのか迷います。

A 医師として気になったのであればプロブレムとして登録するのが原則です。現時点では登録してもどう対応していいかわからない，指導医も関心がない場合にはそのまま放置されてしまうと思いますが，後日そういった問題に詳しい医師（専門医としては家庭医療専門医が該当します）が担当した際に対応してもらえるかもしれません。また，毎回こういった問題を登録していくことで自分自身の関心が高まり，どこかで勉強する機会を得て将来自身で対応できるようになるかもしれません。

Q 看護師による予診がない，または役に立たないため，事前に仮プロブレムを決められません。

A その場合は，事前情報なしでイチから対応するしかありません。それでも外来では限られた数のCommon diseaseに当たることがほとんどなので，主訴別に対応フローチャートが記載されているようなマニュアルをいつでも参照できるようにしておくのがよいでしょう。あるいは，病歴聴取・身体診察が終わったらいったん患者に待合室で待機してもらって，指導医との相談やマニュアルの確認をしてから再度診察してもよいと思います。可能であれば，診療に役に立つようなフォーマットの予診票を作り，指導医や看護師の許可を得て，事前に記載してもらえるような仕組み改善の活動をしてみるのもひとつの手です。

参考文献
1) Fukui T, et al：The ecology of medical care in Japan. JMAJ 48：163-167, 2005
2) ロバート・C．スミス（著），山本和利（監訳）：エビデンスに基づいた患者中心の医療面接．診断と治療社，2003

column

カルテの語源

みなさんも聞いたことがあるかもしれませんが，「カルテ」という言葉の語源は，昔の西洋医学の輸入元である「ドイツ語」の「Karte」です。もともとは「カード」という意味で，「診療記録」というニュアンスは含まないそうです。明治時代に日本がドイツから医学を学んだときに，「診療内容をカード（Karte）に書き込みました」と言っているのを聞いて，「診療記録を書き込んだものをカルテと呼ぶんだな」と理解したのかもしれません。であれば納得です。

ちなみに，ドイツ語における「診療記録」を指す言葉は Patientenakte，Patienten-Akte，Kranken-Akte などです。救急のように少ない情報を1枚にメモする場合のみ Karte を使うこともあるようです。英語では Medical record，中国語では病歴（病历 Bingli）となります。

さらに，Karte と同じ語源を持つ各国の言葉を並べてみると，けっこう面白いです。

- Karte ：カルテ〔ドイツ語。カード，名刺，メニュー，トランプ，地図・海図・星座図（Sternkarte）〕
- Kapta ：カールタ（ロシア語。地図，トランプ，記入用カード）
- Carta ：カルタ（イタリア語。紙，証明書，カード，地図，トランプ，憲章。紙一般を指す）
- Carta ：カルタ（ポルトガル語。手紙，カード，トランプ）
- Carta ：カルタ（スペイン語。手紙，カード，トランプ）
- Card ：カード（英語。カード，はがき，トランプ，クレジットカード）
- Chart ：チャート（英語。チャート，図表，海図・航空図）
- Carte ：カルテ（フランス語。カード，名刺，メニュー，トランプ，地図。アラカルトのカルト）
- 歌留多：かるた（日本語。ポルトガル語の Carta から来ている。ドイツ語ではない）
    →元はラテン語の Charta（カルタ）
    →さらにさかのぼるとギリシャ語の Khartes（カルテース＝パピルス紙！）

9　応用の型　外来編②

継続外来

外来編の二つ目は，慢性疾患で定期受診する患者に対して，将来の健康保持まで見据えて診療していくための「継続外来カルテ」について解説します。
前章で扱った「初診外来」はそれまで受診歴のない患者が新たな健康問題を抱えて受診したときの診療ですが，「継続外来」にはかかりつけの患者が「定期的に（多くは2週間から3か月以内の間隔で）」受診し，高血圧・糖尿病などの「慢性疾患の管理を長年にわたって」受ける外来です。初期研修中に同じ患者に年単位で関わる外来診療を経験することは難しいかもしれませんが，将来のために「継続外来記録の型」を理解しておいてください。

継続外来の特徴とカルテ記載のポイント

- 数十年先の健康を考慮した介入が必要
  →ブレずに対応するために問題リストで軸を作る

- 短時間で多様な課題への対応が求められる
  →目的別に分けた三つの問題リストで管理する

　初診外来・救急・病棟は，いずれも「急性の疾患や事情」など「患者が困っていること」に対して，「その場ですぐに対応し解決する」ことが目的です。一方で，継続外来では「治癒せずにほぼ一生付き合い続ける必要のある慢性疾患」に「長年腰を据えて対応していく」必要があります。特に患者数の多い高血圧症や糖尿病などでは，現在患者本人は苦痛などで困っていないため，「**医学的に妥当な長期目標を見据えてブレない安定した診療**」を続けることが求められます。

　しかし，初診外来よりもさらに診療にかけられる時間は短く（数分〜10分程度），工夫をしないときちんとした診療は困難です。さらに，継続外来ではあっても頭痛や不眠，風邪などマイナートラブルがあれば対応しますし，管理疾患の定期検査や毎年の健診などの提案と結果説明も行うため，慢性疾患の診断はついているのにエビデンスに基づく疾患管理に費やす時間がとれないまま何年も経過している例もみかけます。本章では，**継続外来で扱う問題の種類を三つに分け，それぞれに適した問題リスト**を軸にしたカルテ記載法を提示し，この大変な課題に対応できるようになることを目指します。

継続外来記録のフォーマット

【問題リスト（メジャープロブレムリスト）】
　#1. プロブレム名（備考）
　#2. プロブレム名（備考）
　#A. 健康管理

【マイナートラブルリスト】
　#a.
　#b.

経過記録：　　年　月　日
　S）「（重要なセリフ）　　　　　　　」
　　　　○○
　　　　△△
　　　　□□（診断・マネジメントに影響するキーワード）

　O）バイタル
　　　体重　　kg．
　　　様子：
　　　身体診察：

　A）#1.
　　　#2.

　P）Tx）
　　　Dx）
　　　Ex）
　　　NP）

応用の型 外来編② 継続外来

> **継続外来記録の「応用の型」**
>
> ❶ 主目的である慢性疾患管理のための「メジャープロブレムリスト」
> ❷ たまたま相談された症状対応のための「マイナートラブルリスト」
> ❸ 今後も健康を維持するための「健康管理シート」
> ❹ 「経過記録」はシンプルに

　継続外来の主目的は，**エビデンスと患者の事情に応じた「個々に設定した慢性疾患の管理目標」を見失わずに，最適な医療サービスを長期間にわたって提供し続けていくこと**です。この目標を達成するためには，その日の診療で気になったことを場当たり的に記録するだけではなく，「問題リスト」を最大限活用していきます。

❶主目的である慢性疾患管理のための「メジャープロブレムリスト」

　3種類の問題リストのうちの一つ目「**メジャープロブレムリスト」は，慢性疾患や既往歴など「疾患」のリスト**であり，どの医療機関でも使われていると思います。作成のポイントとは「標準的な病名」での登録と，「備考欄」の活用の2点です。**ICD（国際疾病分類）や ICPC（プライマリ・ケア国際分類）などに登録されている「標準的な病名」**を使うことで，自己流の病名よりも関連文献・診療ガイドラインが検索しやすく，自己学習がしやすくなります。また，エビデンスと比較した診療の質評価や研究のためのデータ処理が容易になります。**「備考欄（もしくはプロブレム名の後に括弧で付記）」を活用することで，病型・病期分類や治療目標，標準治療の実施状況などを記載**でき，より詳細な状況把握が可能になります。

❷たまたま相談された症状対応のための「マイナートラブルリスト」

　臨時受診時や定期受診のついでに相談されることがあるマイナートラブル（風邪，けが，頭痛など）は，通常の問題リストに全て載せてしまうと数年後には雑然としたリストになってしまいます。しかし**「小さなイベントの積み重ねやパターン」から読み取れる情報は多く**（☞ 84，85頁カルテ記載例の解説❺❻），後に残らないような記載の仕方も問題になります。経過の長いカルテでもパターンを読み取れるよう，独立した「マイナートラブルリスト[1]」を作っておくと便利です。

　プロブレムナンバーは，数字を振ってしまうとメジャープロブレムと混乱するため，小文字アルファベットを使います。外来で出合うマイナートラブルの多くは診断確定できずに自然軽快することも多いため，「症状名」や「身体所見名」など深化できていないままの登録で構いません。また，医学的な問題以外（離婚や失業などのライフイベントは健康への影響が大きい）もどんどん登録しましょう。専用の記入欄がない場合でも，経過記録内からマイナートラブルを見つけやすいように記載ルールを工夫する（色を変える，☆マークを付けるなど）だけでも十分効果的です。

❸今後も健康を維持するための「健康管理シート」

　禁煙指導や癌検診などの予防医療は「まだ疾患が成立していない」ため，疾患を登録する通常の問題リストでは見逃されがちです。「健康管理シート」も作りリストアップしておけば，忙しい外来でも忘れずに「一歩先を読んで将来の健康にまで責任を負う診療」を行うようになれます。

　専用の記入欄がない場合は，「#A．健康管理（または Health maintenance）」というプロブレムをメジャープロブレムリストに登録し，その備考欄にチェック項目を記載しておいてもよいと思います。

❹「経過記録」はシンプルに

　「問題リストは濃厚」に作成しますが，「経過記録はあっさり」と記載します。**研修医の間は膨大な記録を書きがちですが，次回以降の外来で読む負担が大きくなります**。数年後でも読みやすいことを目標に書きましょう。

- S・O：**診療しながら同時並行で書くため，問題リストごとでなく患者が話した順に，また文章ではなくキーワードの羅列で十分です**。また，記載すべき内容は，前回と変化のある項目や慢性疾患の管理指標（運動・食事状況や HbA1c 値など）に絞り，判断に影響しないことで全て残す必要はありません。継続外来でも Patient-centered interviewing（前章参照）の視点は重要であり，医学的判断の材料は医学用語で，患者の事情理解に重要な情報は「　」付きでセリフのまま記載するとメリハリが付きます。

- A：慢性疾患は，患者ごとに事前に設定したコントロール指標に沿って記載します。**評価・介入を行わなかったプロブレムは記載しない**ほうが，後でそのときに話題になったトピックスを把握しやすくなります。

- P：病棟や救急では「今目の前にある問題の診断と治療」が目的となるため Dx・Tx の記載が中心になりがちですが，**継続外来では長い期間患者が主体的に療養生活に取り組めるよう Ex での患者教育・動機付けが重要**になります。継続外来では毎回必ず記載するよう努力しましょう。行動科学の手法・理論的背景を意識して，伝えた内容だけでなく伝え方と患者の反応も記載しておくとよいでしょう。

> **継続外来記録の段取り**
>
> **Step1** 診察前の準備……問題リストと予診票，前回記録の確認
> **Step2** 診察中の記載……前半は話を聞くことに集中し，後半で型を埋める
> **Step3** 診察後の追記……A でプロブレム名を最適化し，P は NP 記載をしっかり行う

　継続外来でも診察「前」の準備を手短に行い，診察中にカルテをうまく活用しながら診察していくとより早く的確にカルテを記載できるようになります。

　では，次の症例を題材に各 Step を解説していきます。

症例　抑うつ治療歴があり，脂質異常症治療で定期受診しながら健康管理を受けている 50 代女性

Step1　診察前の準備……問題リストと予診票，前回記録の確認

　限られた時間を最大限活用するため，**必ず触れなければならない話題や，時間が許せば扱いたい話題などを事前に確認**しておきます。「あまり先入観を持たずに患者と会話しながらその日の課題を探るべき」というスタンスも理解しますが，初学者のうちは事前にある程度想定して準備したほうが無理なく取り組めますし，カルテの型を活用しながら取り組むことで上達スピードも速いと考えています。

Step1-1） メジャープロブレムリストから，コントロール目標未達の問題を探して今回どのように介入を変更するかを考え Tx) に記載，安定した問題は現状維持のための働きかけや次回病状評価の時期を検討し Ex) や Dx) に記載しておきます。

> 問題リスト
> #1. 喫煙者（禁煙実行期）
> #2. 高 LDL コレステロール血症（カテゴリー 1，目標達成）
> #3. 抑うつ状態（夫婦間ストレス→軽快）

→どれも安定していて，#1 や #2 は前回評価済。今回は時間をかけず「Ex) 禁煙継続の確認と動機付け」だけでいいだろう。

Step1-2） 健康管理シートから，定期的に行う検査や指導などを抽出し，該当月であれば提案できるよう，P 欄 Ex)・Dx) に書き出しておきます。

> #A. 健康管理（50 代女性）
> 乳癌検診 2011 年 8 月陰性：奇数年，
> 大腸癌検診 2012 年 9 月便潜血法陰性：毎年

→今は 2013 年 5 月でそろそろ乳癌検診を提案する時期なので，「Dx) 乳癌検診予約」と記載

Step1-3） 予診票を確認し，受診目的に定期受診以外の相談があるようであればマイナートラブルリストを参照。過去に同じような相談を繰り返していないか確認しておきます。

予診票に「定期受診と，先月からの風邪の処方希望」
マイナートラブルリスト
2011年5月　#a．急性咳嗽
2012年5月　#b．急性咳嗽
2012年12月　#g．インフルエンザ
2013年4月　#h．急性咳嗽

→風邪は多いみたいだが咳嗽主体の急性気管支炎パターンが多く，今回は4月から長引いている。風邪以外の慢性疾患が背景にあるのかもしれない。

Step1-4） 前回カルテの経過記録を確認し，特にA欄で病状評価や方針が変わった点があれば今回再評価するためのパラメーター（症状や身体所見など）の項目名をS・O欄に記載しておき，P欄NP（ネクストプラン）を確認して今回やるべきことをP欄に転記しておきます。

A）#1-3は安定。異動による#3再燃には注意。急性上気道炎疑い
P）NP）職場異動後ストレスや職場適応状況確認，次回も禁煙状況確認。

→「S）異動後の変化，抑うつ気分，喫煙状況，咳嗽」を確認し，「P）Ex）禁煙指導」も入れておこう。全体としてけっこう多いので，異動の話から入ることでスムーズに前回からの流れに乗って，咳の対応が十分にできればよしとしよう。禁煙指導は時間が許す範囲で少し話題にして，帰り際に乳癌検診の相談ができればベターとしよう。

Step2 **診察中の記載**……前半は話を聞くことに集中し，後半で型を埋める
　問題リストや過去の記録のことはいったん頭から出し，Step1で整理した「今回の話題」に意識を集中しながら患者の診察を行います。前半は世間話や前回の話題を中心にOpen questionで進めながら患者の関心を把握しつつ，キーフレーズはセリフのままカルテに転記します。
　後半は事前にS・O欄に転記していた確認したいことをClosed questionでテンポよく確認しながら箇条書きや（+）・（-）で記載していきます。
　ひと通り情報を取り終えたら，事前に用意していたP欄の項目の教育や説明，検査・治療変更の提案などを行い終了します。

【問題リスト】
#1．禁煙実行期
#2．高LDL血症
#3．抑うつ状態
#h．急性咳嗽
#i．職場配置転換
S）（フリートーク記載スペース）
　異動後変化：（+）
　抑うつ気分：（-）
　喫煙状況：吸っていない
　咳嗽：前回から持続，……
Dx）乳癌検診予約
Ex）禁煙指導

Step3 **診察後の追記**……Aでプロブレム名を最適化し，PはNP記載をしっかり行う
　診察が終わったら，診察中に書ききれなかったSやOの情報を最低限書き足し（きれいな文章にする必要はありません），A欄で今回変化のあったプロブレム（病状認識や方針の変更）について簡潔に記載。P欄は実際に実行できたことをTx・Dx・Exに，実行できず保留になったことはNPに記載して次回に持ち越します。

継続外来記録の実際
段取りで得た情報を元に，継続外来記録の型に沿って記載した例を以下に示します．

患者：56歳，女性（「初診外来」の章の症例の2年後，2013年5月）

【問題リスト（メジャープロブレムリスト）】❶
- #1. 喫煙者（実行期）
  禁煙関心期（動機付け面接法導入）［2011年5月］→準備期［2012年12月］→実行期［2013年1月］
- #2. 高LDLコレステロール血症（カテゴリー1，目標達成）
  診断（食事療法導入）［2011年5月］→目標達成［2011年12月］：採血6・12月 ❷
- #3. 抑うつ状態（夫婦間ストレス）
  診断（傾聴と支持的対応）［2012年9月］→軽快［2012年11月］：毎年11月再評価
- #4. アレルギー性鼻炎［2013年5月診断］
- #A. 健康管理（50代女性）❸
  乳癌検診2011年8月陰性：奇数年，大腸癌検診2012年9月陰性：毎年
  体重・食事・運動・禁煙管理中．飲酒なし，高血圧・耐糖能異常なし：6・12月再評価

【マイナートラブルリスト】❹
- 2011年5月　#a. 急性咳嗽
- 2012年5月　#b. 急性咳嗽
- 2012年7月　#c. 不眠症
- 2012年8月　#d. 頭痛，#e. 肩こり
- 2012年9月　#f. 食思不振→#3. 抑うつ状態（#c〜f）❺
- 2012年12月　#g. インフルエンザ
- 2013年4月　#h. 急性咳嗽→急性上気道炎 ❻，#i. 職場配置転換（ストレスあり）

2013年4月○日［前回の経過記録］
- #）定期受診：#1〜3
  臨時相談：#h. 急性咳嗽，#i. 職場配置転換
- S）「風邪を引いた．禁煙したのに台無し．今月異動になり疲れていた」
  鼻汁（＋），咽頭痛（＋），咳（±），全身症状（－），周囲流行（－）

❶問題リスト（メジャープロブレムリスト）：プロブレム名には備考欄（もしくはプロブレム名の後に括弧で付記）を設け，現状の病期やリスク分類などを併記しておくと，プロブレム名一覧を眺めるだけで現状を把握しやすく，スピーディーな診療を実現しやすい．また，日付とともに更新経過を残すことで診断変更や介入追加した時期を確認でき，後日特定の情報を確認したくなったときに該当する経過記録を探しやすくなる．

❷推奨される定期検査間隔は，○か月ごとよりも，「毎年○月・□月」と書いてあるほうが直感的に対応しやすい．

❸健康管理シート：独立した用紙がない場合，大文字アルファベットで問題リストに登録し，チェックリストを備考欄に列記してもよい．

❹マイナートラブルリスト：小文字アルファベットで登録し，zまで行ったらまたaに戻す．

❺短い期間にさまざまな症状（不眠症，頭痛，肩こり，食思不振）での受診が続いており，潜在する

気分の落ち込みなし，禁煙は続いている。
O）BP 114/68。BW 60.5 kg。鼻をすすりながらつらそうにしているがいつもの笑顔あり。
　　JCS 0，RR 18，SpO$_2$ 98，BT 36.4。鼻すすり（＋），咽頭発赤，胸部ラ音。
A）#i：異動による #3 再燃には注意だが現時点では元気にしている。
　　#h：急性上気道炎疑い
P）Tx）プラバスタチン 5 mg/日継続，麻黄附子細辛湯 1.5 g 3 包分 3　3 日分
Ex）風邪として説明，症状改善見られない場合は再診，しっかり休養取るように。
　　禁煙が続いていることは称賛した（得意げな様子だった）。
NP）異動後ストレスや職場適応状況確認，次回も禁煙状況確認。

2013 年 5 月×日［今回の経過記録］❼

#）定期受診 #1〜3
　　前回相談：#h. 急性上気道炎，#i. 職場配置転換→#4. アレルギー性鼻炎疑い（白樺花粉）❿
S）「先月の咳が治らない，毎年この時期は風邪に悩まされる」
　　鼻汁（＋），咽頭は少し違和感だけ，咳嗽（＋＋）
　　「新しい職場は喫煙者少ない。タバコを吸いたくならずに過ごせている」❽
O）BP 126/78。BW 62.4 kg，禁煙・食事について意欲的に語っている。❾
　　重篤感なし，RR＜20，HR 72，BT 36.8。
　　鼻粘膜蒼白・腫脹と水様透明鼻汁（＋），副鼻腔打診痛（−），後鼻漏（＋）
A）#1. 禁煙実行期：禁煙 4 ヵ月目，誘惑の多い時期も乗り切り自信度大。
　　#3＋#i 配置転換のストレスはあるようだが大きな生活や精神面の変化なく乗り切れた。
　　#h. 急性上気道炎：毎年 5 月の発症＋鼻腔粘膜・後鼻漏所見から白樺によるアレルギー性鼻炎・後鼻漏症候群を疑う。❿
P）Tx）プラバスタチン 5 mg/日継続，フルチカゾン点鼻追加。
　　Dx）来月採血再検，8 月に癌検診。
　　Ex）禁煙・食事療法続けられていることを承認・支援した。⓫
　　NP）体重・禁煙状況と抑うつ気分，咳・鼻症状改善有無確認。⓬

疾患を疑うことで抑うつ状態の早期発見につながった。
❻マイナートラブルを流さず記録し続けたことで，咳嗽を特定の季節（2011 年から毎年）に繰り返す「受診パターン」が読み取れ，花粉症を疑うきっかけにつながった。
❼経過記録：できるだけ簡潔に記載。月 1 回受診すれば 1 年で 12 倍，5 年で 60 倍の情報量になる。短さとキーワードの見つけやすさが重要。
❽診断に必要な情報以外でも，本人なりの解釈や自ら語った話題は記録に残しておく。次回診察時の話のきっかけになり，健康行動へのモチベーションを高めるツボの発見にもつながる。
❾こちらの問いかけへの非言語的反応の情報は，次回の健康教育時に重要な情報になる。
❿問題リストに #4. アレルギー性鼻炎疑い（白樺花粉）を追加してカルテ記載を終える。
⓫教育プランを毎回書くことで継続的に患者の動機付けをめざす。
⓬ネクストプランで「次回最低限行うこと」を書いておく。

Q&A

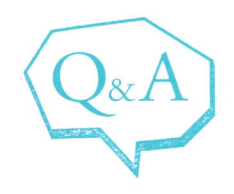

Q 外来研修を受けられる環境がありません。

A 病棟とは全く異なる能力が求められるため外来研修も必須だと個人的には考えていますが，外来研修を受けられない研修病院もまだ多いと思います。もし当直・救急以外の外来研修の場があっても初診・新患診察がほとんどで，同じ患者を何か月もみられるような経験は難しいかもしれません。

それでも，病棟研修中に指導医の外来を見学させてもらったり，入院してきた患者の外来記録を見ながら，「後で見て役に立つ」書き方（や反面教師となるような役に立たない書き方）の実例をたくさん見て感覚を身につけておくだけでも多少は違います。

Q 前回カルテを見ても，今回どうすればいいかわかりません。

A そもそも「長年にわたって管理する前提で，次の医師が読みやすいことを意識した継続外来用カルテ」の書き方を学んでいる医師はほとんどいないため，「他の医師が書いた前回カルテは読みにくい」ことがほとんどです。しかし，継続外来を経験しながら「以前書かれたカルテの見づらさ」を体験すれば，どういうカルテだと前回の診療を引き継ぎやすい/引き継ぎにくいのかが徐々にわかっていくと思います。

今回の章ではそういう視点でいくつかポイントを記載しています。特に**「きちんと備考欄まで書かれた問題リスト」「次回診療時に何をすればいいかが明確に書いてあるネクストプラン」「前回診療でどんな話題になっていて，今回どのように会話を切り出せばいいかがわかりやすい患者のセリフ」などがポイント**になります。一方で診断や病状判定に必要な情報はできるだけ絞り込んで簡潔なキーワードで記載したほうがよいでしょう。

Q 過去のカルテは，どれくらいさかのぼって読めばいいですか？

A 上記のように，過去のカルテは読みにくいのが前提です。ましてや，分単位の短時間で，過去の膨大な量のカルテから必要な情報を効率よく拾い上げることはなかなか難しいです。

「その時点での網羅的な情報が1か所にまとまっている問題リスト」があれば古いカルテまで読み返す必要はないはずで，前回カルテだけ読めば十分というのが理想の状態です。一方で，外来に長年通っているものの自分が初めて会う患者の場合は，**最低半年はさかのぼって**主な話題や**最近変化のあったこと**を把握し，検査履歴もひと通り流し読みして検査結果の解釈だけでなく**「必要なタイミングで必要な検査をできているかどうか」**を確認しています。目標は一人1分，長くても3分以内に前回情報を読み終えて診察に入れることを目指しています。

Q 診療後のカルテ記載に時間がかかって，患者を待たせてしまいます。

A 短時間で多くの問題点を扱うため，診療中にカルテ記載と問題リスト作成をきちんと行うのは困難です。外来診療中は「患者の診察」と「経過記録の記載」に集中し，かかりつけ患者については**外来診療後に「問題リスト」作成のための時間を取りましょう**。病名登録，備考欄記入，マイナートラブルのリストアップと健康管理項目の設定を順番に行っていけば，自然とその患者の管理に必要なことが明確になり次回以降の診療に生きてきます。また「自分は今どこの知識が欠けているのか」が明らかになり，自発的に勉強する態度が身につきます。もちろん最初は時間がかかりますが2〜3か月程度で慣れてきます。

Q 健康管理で何をすればいいかがわかりません。

A 継続外来では年単位でかかりつけ医として関わる患者を対象とするため，今困っている当面の問題の解決だけでなく，今困っていなくても今後起こりえる問題を予想してできるだけ長く健康でいられるような配慮も必要です。しかし，通常の「問題リスト＝過去においてすでに確定している医学的問題・病気の一覧」ではこういった「将来に向けた，予防的な視点」を扱いにくいため，今回提案した健康管理シートのような別の枠組みが必要になってきます。予防医学は学生時代に実践的な形で学んでいる人は少なく，また最低限の「疾患の初期対応」を目標としている初期研修でも身につきにくい項目です。参考文献[2-3]を見ながら少しずつ学んだり，家庭医として日常的に予防医療に関わっている先輩医師から学ぶのも効果的でしょう。とりあえず明日からでも使える知識がほしいという方はePSS（Electronic Preventive Services Selector）[4]というアプリに担当患者の年齢・性別・喫煙歴などを入力するのが最もオススメです。

参考文献
1) McWhinney IR：Medical record. Textbook of Family Medicine. 3rd ed, Oxford University Press, 2009
2) 金城光代，他（編）：ジェネラリストのための内科外来マニュアル．医学書院，2013
3) 藤沼康樹（編）：新・総合診療医学（家庭医療学編）．カイ書林，2012
4) Agency for Healthcare Research and Quality. Electronic Preventive Services Selector.
http://epss.ahrq.gov/PDA/index.jsp（最終アクセス2015年3月15日）

10 応用の型

訪問診療

本章では訪問診療の際のカルテの書き方について解説します。
訪問診療は，診療のスパンが長いこと（月1～2回の診察で，年単位で関わる）は継続外来と似ていますが，対象者のほとんどが虚弱高齢者や障害者である，診察やカルテ記載の場が不慣れな患者宅や施設であるといった，他にはない特徴があります。外来診療と同じく訪問診療も初期研修中に十分に学べる環境は多くないかもしれませんが，機会があれば今回紹介する「カルテの型」を活用しながら診療を重ね，わからないところは他職種への相談や自己学習を行っていけば，自然と必要な視点が身についていくでしょう。

訪問診療の特徴とカルテ記載のポイント

- 内科疾患以外の「高齢者特有の問題」の比重が大きい
  →内科外来とは問題リストの形式を大きく変える

- 診察室ではなく患者宅での診察になる
  →普段と違う慣れない環境でも書きやすい経過記録が必要

　救急外来での「短期間の間に生命の危険のある病気」の治療や，継続外来のように「長期的に生命予後を短縮しうる病気」の長期管理とは異なり，「今の生活機能を維持してこれ以上のQOLの悪化を防ぐ」ことが最大の目的となります（表）。また，高齢者や障害者はあらゆる予備能が低いことが多く，個別の問題に対して標準的な治療を行うと副作用などが強く出てしまうこともあります。したがって，訪問診療では一見元気そうに見えても将来ADL・QOLを損ないそうな問題の芽をこまめに摘んでいくために，目立った問題に対して強力な治療を行うよりも，「隠れた小さな問題をたくさん見つけてそれぞれを少しずつ安定化させる」という戦略が重要になります。

　このため診療においては内科学などの「疾患」治療に関する知識だけでは対応が難しく，**高齢者に特有な心身機能や心理社会的問題を包括的に扱うための老年医学やリハビリテーション医学の考え方が重要**になりますし，**終末期を迎える患者の対応では様々な苦痛や問題を取り扱うための緩和医療や臨床倫理などに基づく枠組みが必要**になります。必然的に，問題リストも「疾患をリストアップ」するための従来の内科

表　高齢者の各段階に適した診療モデル

段階	診療モデル	内容	目的
健康	急性期疾患	診断・治療を中心とした診療	疾患の治療
慢性疾患	慢性疾患	疾患管理を中心とした診療	疾患進行防止
虚弱	高齢者	予防的ケアを中心にした診療	生活機能低下防止
終末期	緩和	症状を緩和する診療	理想的な死

参考文献1）より著者改変

的な考え方では対応できず，**より包括的な情報を書き込むことができ全体像を一望できる「包括的問題リスト」**が求められます。

　また，訪問診療は患者の自宅や施設などで診察を行う必要があり，カルテ記載もその場で行います。もちろん，訪問先では診察のみで診療所に帰ってきてからカルテ記載をするやり方もありえますが，病院勤務医であれば往診前後は病棟業務で忙しいですし，診療所勤務医でも外来や夜間診療などでやはり忙しく「診療時間外にカルテを書くためだけの時間」を取れる環境はあまりありません。また，診察直後にカルテをコピー・印刷したものを患者・家族に渡すことができれば，それを見せながらわかりやすく病状説明を行えますし，往診医とは異なるタイミングで訪問する看護師・ヘルパー・ケアマネジャーと情報共有することもできます。そのため，机・椅子・カルテなどが整った環境で診察・カルテ記載に集中できる外来とは異なり，**不安定で慣れない場所（座布団に座って床で書いたり，狭い部屋や汚い床のため立ったまま書いたり）でも書き込んで完成できるような簡易な記載フォーマットも重要**です。

　訪問診療記録の書き方として確立されたものは見当たりませんが，高齢者診療の質改善に一定のエビデンスのあるCGA[★1]の考え方は参考になります。当院では，これを初学者教育用に簡素化したチェックリスト形式の経過記録[4]と「臨床倫理四分割法[5-6]」を応用した問題リストを採用しており，研修医が訪問診療の観察ポイントを学ぶ上で有用と感じています。

[★1] CGA（Comprehensive Geriatric Assessment；高齢者総合機能評価）[2]
　1930年代に英国老年科医マージョリー・ウォーレンが提唱した概念で，医学面，心理・社会面，機能面，環境面の観点から高齢者の機能と問題点を評価するもの。全人的ケアマネジメントを体系化・標準化して長期にわたり評価・管理を行うことで，高齢者の予後を改善。死亡率低下・在宅生活期間延長・入院率低下などのメリットが確認されている[3]。原法はADL・IADL，認知機能・精神機能，老年症候群，社会サポート状況などを詳細に把握するもので項目が多いため，筆者としては日常診療で行うにはやや煩雑という印象がある。

訪問診療記録のフォーマット

【包括的問題リスト】
医学的問題リスト
 認知機能
 運動機能
 内科疾患
患者の意向
 期待・希望
 意思決定能力
 事前指示
周囲の状況
 キーパーソン
 家族図
 介護サービス利用状況
 経済状況・地理的条件
QOL
 誰が決定するのか
 本人が重視する生き方
 介護者のQOL
 医療者のQOL
 総合評価

【経過記録（初回訪問用）】
S）
 抑うつ：
 尿失禁：
 転倒：
 家族介護者：
 利用サービス：

O）認知：受け答え，3item recall
 ADL：
 IADL：
 AADL：

A）本人：
 家族：
 介護：

P）Tx）処方
 Ex）指導
 NP）追加情報収集

【経過記録（定期訪問用）】
S）本人：
 介護者：
 服薬：
 快眠（　），快食（　），快便（　）
 痛・苦（　）

O）BP　　／　　，HR　　・整，SpO$_2$　　％，
 体重　　kg
 様子：
 動き：

A）本人：
 介護状況：

P）Tx）処方
 Ex）家族説明：

訪問診療記録の「応用の型」

❶ 「包括的問題リスト」で，疾患以外も幅広く管理する
❷ 初回訪問時は「Start-up CGA」で全体像をひと通り把握する
❸ 定期訪問時は「Modified CGA」で隠れた生活機能低下や苦痛などを見逃さない

❶「包括的問題リスト」で，疾患以外も幅広く管理する

生物・心理・社会的側面にわたるプロブレムを整理し，患者の全体像を把握するために，「臨床倫理四分割法」（☞97頁Q&A）のフレームを活用した包括的問題リストを当院では採用しています。

これにより，特定の問題（自分の専門領域の疾患や，特に目立つ家族・生活状況など）に目を奪われすぎずに全体を把握できるようになります。特に，急変時の対応に関する希望や，本人の考える良いQOLの基準など，病状が安定しているときには意識しづらい情報を普段から意識できるようになる効果は大きいと感じています。関係するスタッフがいつでも自由に閲覧・記入ができるように，カルテの目立つ位置に配置します。

❷初回訪問時は「Start-up CGA」で全体像をひと通り把握する

初回訪問の際には，老年医学・リハビリテーション医学・介護面の評価を10分程度で実施できる「Start-up CGA[★2]」を利用して必要最低限の情報を集めます。漏れなく短時間で埋めるために，項目を印刷しておいて〇×でチェックするか，電子カルテならテンプレートなどを活用すると便利です。得られた情報は訪問から戻った後に問題リストに転記し，不足分は次回訪問時の診察やケアマネジャーなどからの情報収集で埋めていきます。

❸定期訪問時は「Modified CGA」で隠れた生活機能低下や苦痛などを見逃さない

内科的な病態は安定している患者が多いためあいさつと雑談だけで終わりがちですが，潜在的に進行しADL・QOLを損ない得る変化がないかを毎回評価し，問題が小さいうちに対応する必要があります。老年・リハ医学や家庭医療の視点から必要なチェック項目を抽出した「Modified CGA[★3]」が便利です。

副作用を起こしている可能性のある薬剤の減量・中止検討や，患者の五快や苦痛の確認は，より安楽な在宅生活とADLの維持に重要です。また普段意識されづらい介護者の腰痛や不眠などは，介護者の燃え尽きによる緊急入院や施設入所につながることもあるため忘れずに確認しましょう。これも印刷したチェックリストや電子カルテのテンプレートを活用すれば速やかに記入でき，項目数も少ないため研修医でも3～4回の訪問診療実習で自然に覚えられます。

[★2] Start-up CGA（s-CGA）
Support：公式・非公式サポート
Cognition：認知機能
Geriatric giants：抑うつ，尿失禁，転倒
ADLs：ADL・IADL・AADL*　　*Advanced ADL：日課や趣味，生きがいを続けられているか

[★3] Modified CGA（m-CGA）
Medication：内服状況，副作用がないか，減量できるか
Care the caregiver：介護者のケア（体と心の苦痛ケアとやりがい強化）
Geriatric vitals：五快……快眠・快食・快便・快動（ADL）・快重（体重変化）
Analgesia：緩和ケア……身体・心理・社会・霊的苦痛の確認と緩和

> **訪問診療記録の段取り**
>
> **Step1** 訪問前準備1……プロブレムの確認と包括的問題リストへの当てはめ
> **Step2** 訪問前準備2……Start-up/Modified CGA 項目の事前記入
> **Step3** 診察中……○・×や数値・単語の書き込み
> **Step4** 訪問後……問題リスト修正と事後連絡・ネクストプラン作成

　実際に訪問診療記録を書き始める「前」に，上記のStep1・2の準備をしてみましょう。またStep3・4もポイントを押さえることで短時間で的確にカルテ記載を完成できるようになります。

　では，下記の症例を題材に，各Stepを解説していきます。

症例　内科疾患は安定しているが，認知症と高齢者特有の諸問題で家族介護負担が出てきていた89歳女性

Step1 　訪問前準備1……プロブレムの確認と包括的問題リストへの当てはめ

　まずは，すでに作成された問題リストがあれば内容を確認し，なければ過去のカルテ記載A欄や処方内容から推測しながら既存のプロブレムを把握します。さらに，それを包括的問題リストの型に当てはめることで，訪問診療の視点で患者の全体像をイメージしやすくなります。また，型に当てはめることで空欄が明確になり，「訪問診療で本来重要だがまだ評価されていないこと」が浮き彫りになるため，定型的な診察以外に追加で何を確認すべきかが自然に見えてきます。

　問題リストやカルテ記載の情報が薄い場合，時間が取れれば**診療情報提供書や主治医意見書，訪問看護指示書やフェイスシート**（ケアマネジャーなどが作成している生育歴や家族背景まで含めた詳細な情報が記載されている用紙）の内容などを参照すると，空欄の大部分を埋めることができるほどの情報が得られることもあります。

　本症例では，訪問診療開始当初は「問題リストに内科病名しか書いていない」状態であり，本人の生活状況や家族の負担内容が全くイメージできませんでした。また訪問看護報告書やフェイスシートといった情報源もカルテ内に見当たりませんでした。包括的問題リストに転記する際に，内科病名は生命予後やQOLに直結する順番に並び替えつつ，空欄となっている精神・身体機能や家族介護・公的介護サービス利用状況はStep2で追加評価しようと判断しました。

　訪問診療では，いつ誰が診察を行うか事前に決まっていることがほとんどのため，**可能であれば前日までにこの予習を済ませておく**といいでしょう。

Step2 　訪問前準備2……Start-up/Modified CGA 項目の事前記入

　さらに，初めて会う患者や包括的問題リストの空欄が多い患者であればStart-up

CGA，何度も会っていて問題リストもほぼ埋まっている患者であれば Modified CGA の項目を，経過記録の S・O 欄に先に記入しておきます。電子カルテであれば定型文機能などを，紙カルテでもハンコや印刷した紙の貼り付けなどで記入の手間を減らすと楽です。その上で，Step1 で見つけた課題を書き足しておけば，事前に何をすべきかが明確になって良いガイドになると思います。

この症例であれば，Start-up CGA に情報を当てはめることで初学者でも何をすればいいかの項目ははっきりしますが，ほとんどの項目が手持ちの情報では事前に埋められないため時間がかかりそうだというめどは立ちます。また，P 欄の追加情報収集予定のところに「フェイスシートや訪問看護報告書を取り寄せる」ということは書けそうです。

Step3　診察中……○・×や数値・単語の書き込み

問診や身体診察をしながら，もしくは看護師がバイタルチェックや各種処置・説明をしている間に，Step2 で事前に用意した項目に○×をつけたり数値を書き込みながらカルテを埋めていきます。このやり方であれば診察机がない環境でも簡単に記載できるため，メモを取って往診後に清書するなどの二度手間も必要なくなり，診察直後にカルテを完成させてコピーを患者や介護者に手渡すことも可能です。

Step4　訪問後……問題リスト修正と事後連絡・ネクストプラン作成

訪問診療では，医師は月に1～2回，1回あたり10分程度しか患者・家族と接しませんが，家族や介護関係者はより頻回・長時間患者と接しています。彼らと同時に診察やカンファレンスをする機会を持つことが難しくても，彼らの情報を得ることや彼らに医師の持っている情報を提供することで情報や方針を共有し，チームとしてまとまりを持てるような工夫が必要です。そのため Step3 ではその場でカルテを書き終えて共有するようにしており，カルテ記載自体を訪問診療後に直すことは通常できません。

その代わり，新しく得られた情報を元にして包括的問題リストに追記・修正して患者全体像の把握をより深めつつ（次回訪問診療の Step1 に相当），また新たに出た不明点があればネクストプランとしてカルテに追記しておくといいでしょう（次回訪問診療の Step2 に相当）。

> **訪問診療記録の実際（電子カルテバージョン）**　段取りで得た情報を元に，訪問診療の型に沿って記載した例を，医学的問題リスト，初回訪問記録，1年後の定期訪問記録の順に示します。

患者：89歳，女性
 # 医学的問題リスト❶
　認知機能❷：アルツハイマー型認知症〔HDS-R13/MMSE15，FAST4（H24.6月）〕
　　　　　　　BPSD hyper（夜間不穏→介護負担増）
　運動機能：慢性腰痛症・両膝変形性関節症（ADL自立，IADL炊事以外軽介助）
　内科疾患：高血圧症・過体重（問題なし）
　多剤服用（合計8剤→高齢者副作用リスクの高い薬剤あり）❸

【経過記録】
2012年6月○日　初回訪問記録
　S）本人：ええ，今日も元気で変わりないですよ。
　　　長女：買い物は自分ではできず，今年からお金の管理も私がするようになった。
　　　　　　夕方から落ち着かなくなり，夜に起きだして出ていこうとするため，なかなか熟睡できない。
　　抑うつ：×
　　尿失禁：×
　　転倒　：△→夜間転びそうになることあり
　　家族介護者：長女が一日中介護，他の協力者なし
　　利用サービス：未利用
　O）本人穏やかな様子で笑顔，長女はため息多く疲れた様子。
　　BP 136/58，HR 64・整，RR 16，SpO₂ 97%，BT 36.2。体重52kg（－2kg/6か月）
　　認知：ある程度のことはでき FAST 4程度か，次回詳しく評価
　　ADL：立ち上がりは両上肢で支えてなんとか，歩行は壁伝いながらもフラつき目立つ
　　IADL：炊事一部可能，他は全般的に見守り〜軽介助
　　AADL：把握できず
　A）本人は困っていないが，運動機能低下と夕方からの不穏・夜間徘徊は介入必要。
　　家族は，長女以外介護協力者がおらず燃え尽き兆候あり。
　　介護サービスの調整が必要。

専用の包括的問題リスト用紙・記入スペース（後出）が用意できない場合は，経過記録の中で問題リストをコピペしていつでも閲覧できるようにする。その場合，患者の意向・周囲の状況・QOL まで全て記載すると量が膨大となるので，医学的問題リストのみに絞り，残りは他の閲覧しやすい場所に記載しておく。

❶医学的問題リスト：介護に影響する認知機能と運動機能，生命予後や心身の苦痛に直結する疾患，のように在宅生活への影響を考慮して記載する。実際の生活状況や介護・治療の必要性を判断できるよう，重症度の記載も行う。
❷認知機能の評価は，実際の生活状況や介護負担度と相関しやすい FAST（Functional Assessment Staging）が使いやすい[7]。
❸Polypharmacy（多剤服用）は，特に高齢者では ADL・QOL を損なう原因となることも多い。副作用・相互作用を意識して減量していくために問題リストに載せる。

P）Tx）内科処方は継続，抑肝散 2 包 2× 追加．
　　　　デイケアなど利用して家族休める時間を検討．
　　　　介護負担など落ち着けば，栄養追加やリハビリも検討していく．
　　Ex）認知症患者への関わり方はパンフ用いて対応方法説明．
　　NP）追加情報収集：まずはケアマネと連絡とり，要介護度再認定検討．

2013 年 5 月 × 日　定期訪問記録

S）本人：……（省略）
　　長女：最近は入浴を嫌がり，着替えも自分ではできず家族が介助して何とかできている．❹
　　　　　夜は動き出しなく寝てくれていて，以前より精神的な負担は減っている．❺
　　　　　何度かしゃがみこんでいるところを発見，ぶつけた様子はない．薬は飲めてる．❻
　　快眠○・快食○・快便○❼　　痛・苦（−）
O）いつもの椅子でにこやかにお出迎え．長女は愚痴をいいながらも表情は明るい．
　　BP 112/54，HR 68・整，SpO_2 98%，体重 56 kg（→）
　　トイレまでの歩行は軽いフラつきのみで，介助不要．悪化なし．❽
A）病状・介護負荷は安定も，認知症中核症状は進行し FAST 5 相当か．
　　しゃがみ込み→過剰降圧による起立性低血圧を疑う．
P）アムロジピン中止，ほかは継続．
　　次回 S-CGA と認知機能の 1 年後再評価を行い，問題リスト再調整→介護プラン見直し．

---

❹特記事項．チェックリスト以外で患者や家族が自発的に話し始めた話題は重要なことが多く，記録に残しておく．
❺介護者のケア．「娘さんは最近どうですか？」など話題にする．
❻「薬は指示通り飲めているか」と，予想される副作用があればそれもチェック．処方内容の一覧は毎回確認する．
❼五快は○・×で．快重（体重変化）と快動（ADL 変化）は O 欄に具体的に記載．
❽ADL などについては年数回，または見た目や家族の訴えで変化があればきちんと評価する．普段はトイレや洗面所まで歩かせて様子を観察する程度とする．

訪問診療記録の実際（専用別紙バージョン）

訪問診療用包括的問題リスト

医学的問題リスト

	原疾患名（Disease）	状態（Disability：スコア・自覚症状）	介入内容
認知機能 BPSD・うつ （介護負担）	アルツハイマー型認知症 BPSD hyper（+）	HDS-R13/MMSE15, FAST4（H24.6月） 夜間不穏→介護負担増	ドネペジル, 家族教育 抑肝散, デイケア・睡眠衛生調整
ADL/IADL 運動器不安定 （転倒・疼痛）	慢性腰痛症, 膝OA	IADL：炊事一部可, ほか要介助. ADL：D・E・A・T・H自立 膝痛たまに, 転倒歴3回/年	訪看・デイケアで下肢筋力訓練 栄養管理, 疼痛時アセトアミノフェン 外出・買い物等はヘルパー＋家族
内科疾患 （予後・苦痛） （栄養・褥瘡） （排尿・多剤）	高血圧症 過体重 Polypharmacy（8剤）	I度, 軽度LVHあり, CKD：G3aA1 BMI 26（＝BW 56 kg） 睡眠薬・降圧薬あり	アムロジピン 2.5 mg1× 現状維持で漸減予定

患者の意向❾

往診への期待・希望：本人・家族とも「来てくれるのはありがたい．月に2度の楽しみ」．
　　　　　　　　　　苦痛なく笑顔で過ごせることが大事．良くならないなら検査や病気の説明は最低限でいい
意思決定能力：　あり・なし・その他　　（理由：認知症徐々に進行のため．快・不快は判断可　）
　　　　　　　　　　　　　　　　　　　　（代理決定者：長女＞長男　　　　　　　　　　　　　　　）
事前指示　　：　あり・なし
　　　　↓
　　　　DNAR：蘇生しない・蘇生する
　　　　状況ごとの選択：肺炎など治癒可能性あれば頑張る（自宅で・入院もあり）・あらゆる状況でDNAR
　　　　個別の医療行為：~~人工呼吸器・心マ・DC・人工透析・点滴（末梢・中心）・胃ろう・バルーン~~
　　　　最後のときは　：自宅で看取る・苦痛があれば入院も検討・状況にかかわらず入院

周囲の状況❿

キーパーソン：　長女
　　　　意向：　父の壮絶な闘病生活を見ていて
　　　　　　　　知識も持った上で侵襲的治療・延命は希望せず
その他 重要人物：長男→普段遠方だが，重要な決定では必ず
　　　　　　　　　一言発言したい希望あり，尊重必要．

家族図：86歳 肺炎・死亡／遠方

訪問看護：　1回/週　　　　　　担当看護：○○　　（所属：○○ステーション　）
ヘルパー：　2回/週
その他サービス：　　　　　　　担当ケアマネ：　　（所属：△△　　　　　　　）

介護認定：　要介護3　　　　　経済状況：遺族年金＋長女収入，不自由なし
身体障害：　なし　　　　　　　住居状況：床凹凸あり，トイレ遠い・寒い，ベッドと机椅子生活
　　　　　　　　　　　　　　　交通手段：娘の車　　服薬管理：娘，1日2回が限界

QOL⓫

誰が決定・判断するのか：本人＞家族
本人が人生・生き方として重視すること
　　本人曰く「食べるのだけが楽しみ」
　　　　　　「人付き合いも大事だけど，家でのんびりが落ち着く」
　　　　　　「うちのワンちゃんが一番かまってくれる」
介護者のQOL：長女は介護＋仕事で実は大変と以前発言
　　　　　　　　最後まで家でみることに使命感強い
医療者のQOL：今のところトラブルなし，長男の扱い気を使う

総合評価
　現状でのQOL：　自己評価は良
　　　　　　　　　医師から見ても良さそう
　目標とするQOL：現状維持
　目標に近づけるための課題
　　　　　　　苦痛やADL低下の早期発見と対応

定期訪問記録

2013年5月×日
　S）本人：……（省略）
　　　長女：最近は入浴を嫌がり，着替えも自分ではできず家族が介助して何とかできている．
　　　　　　夜は動き出しなく寝てくれていて，以前より精神的な負担は減っている．
　　　　　　何度かしゃがみこんでいるところを発見，ぶつけた様子はない．薬は飲めてる．
　　　　快眠○・快食○・快便○　痛・苦（ー）
　O）いつもの椅子でにこやかにお出迎え．長女は愚痴をいいながらも表情は明るい．
　　　BP 112/54, HR 68・整, SpO₂ 98%, 体重 56 kg（→）
　　　トイレまでの歩行は軽いフラつきのみで，介助不要．悪化なし．
　A）病状・介護負荷は安定も，認知症中核症状は進行しFAST 5相当か．
　　　しゃがみ込み→過剰降圧による起立性低血圧を疑う．
　P）アムロジピン中止，ほかは継続．
　　　次回S-CGAと認知機能の1年後再評価を行い，問題リスト再調整→介護プラン見直し．

❾患者の意向：患者の生活やQOLを支えるためには「患者の意向」がとても重要になる．意思決定能力や事前指示は毎年評価する．
❿周囲の状況：家族・介護サービスを中心に周辺情報を列挙しておく．
⓫QOL：生命予後ではなくQOLの維持向上が目的となるためとても重要な項目．いくつかの評価指標があるが，「本人がどう考えているか」を直接聞くことが重要．

Q&A

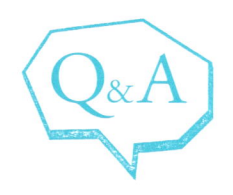

Q 訪問診療で何をすればいいかわからず困ることが多いです。

A 実際，訪問診療の質向上は簡単ではありません。適切なADL評価の方法，認知症や尿失禁などへの対処法，トータルペインの緩和や介護者ストレスに寄り添う方法など内科病棟や救急外来では学べない項目が多く，また周囲に的確な指導を行える指導医がいない病院に勤務している研修医も多いでしょう。今回紹介したカルテの型に沿った記録をしていけば独学でもかなりの力がつくと考えていますが，機会があれば訪問診療経験豊富な医師や看護師からのフィードバックを積極的にもらいましょう。

Q Geriatric giants（☞91頁★2）とはなんですか？

A 高齢者に多い問題の中で，特に頻度・影響の大きい「物忘れ」「抑うつ」「尿失禁」「転倒」「移動困難」を「老年医学の巨人」と呼びます。高齢者の多くに見られる「老年Common problem」で

ある，原因が多岐にわたるため治癒は困難である，生活への悪影響が大きい（最初は「尿漏れ」だけだったが，漏れることを心配するあまり気持ちが落ち込み，外出を控えるようになって足腰が弱り転倒するなど）といった特徴が共通しています。一方で，**早期認識と対応で生活予後改善と家族負担軽減が可能となる「介入しがいのある問題」**でもあり，CGAに組み込み「一見問題がなさそうでも定期的に確認する」態度が必要となります。

Q 臨床倫理四分割法とは何ですか？

A 臨床現場では，複雑に問題が絡みあい教科書を読んでも医師同士でカンファレンスを重ねても正解の見つけられない「気持ちがモヤモヤする問題」にときに出合います。そういう場面では臨床倫理的な問題がある（人倫に背くという意味ではなく，一人の人と向き合う上でその人の生き様に大きな影響を与える深い問題）と考えます。この場合，解決方法は上記のように医学的検討を尽くすことではなく，多職種によって多彩な視点・方法論を持ち寄り突破口を探していくことが重要になります。この「複雑で重要な問題を，視野を広げて多職種で扱う」ためのフレームワークが臨床倫理四分割法です。詳細は参考文献5），6）。

参考文献
1) 宮下淳：病院総合医の臨床能力を鍛える本．カイ書林，2012
2) 長寿科学総合研究CGAガイドライン研究班：高齢者総合的機能評価ガイドライン．厚生科学研究所，2003
3) Stuck AE, Siu AL, et al：Comprehensive geriatric assessment：a meta-analysis of controlled trials. Lancet 342：1032-1036, 1993
4) 佐藤健太：他．在宅診療の場で簡便にCGAを行うための教育ツール『modified-CGA』．日本プライマリ・ケア連合学会学術大会抄録集1：45，2010
5) 白浜雅司のホームページ「臨床倫理の4分割法」
http://square.umin.ac.jp/masashi/4box.html（最終アクセス2015年3月15日）
6) 川口篤也：モヤモヤよさらば！ 臨床倫理4分割カンファレンス．週刊医学界新聞3059号〜3103号（全12回連載）
http://www.igaku-shoin.co.jp/paperSeriesDetail.do?id=153（最終アクセス2015年3月15日）
7) Functional Assessment Staging（FAST）

11 応用の型

救急外来

これまでの章の初診・継続外来や訪問診療とは一転して，この章では救急外来という重症患者が多く診療テンポの速いセッティングでのカルテの書き方について解説します。
救急外来では重症度・緊急度が高く多様な主訴を持つ患者が次々受診し，しかも事前情報が少ない中で診断と処置を迅速に，かつ同時並行で進めなければなりません。そんな中できちんとカルテを書くことは大変ですが，今回紹介する「カルテの型」は救急外来特有の診療の流れに沿って，短時間で書けるようになっています。

救急外来の特徴とカルテ記載のポイント

- 診療の順番が通常と異なる
  →病棟や一般外来とは頭の使い方（とカルテの型）を切り替える
- 目の前で病状が悪化していく
  →「あとでまとめて」ではなく「こまめにすぐ」書く

救急外来は患者の重症度・緊急度が高く，目の前で病状が悪化して死に瀕する患者も多いため，診療の手順が病棟や一般外来とは異なります。

病棟・一般外来は，「じっくり情報収集（病歴聴取・身体診察・臨床検査）→しっかり考える（指導医と相談・カルテ記載）→動く（指示出し・処置）」となります。一方で救急外来は，「**まず動いて安全確保（緊急度の評価と安定化処置）→きちんと考える（原因の診断と治療）→記録に残す（カルテ記載）**」となります。この「まず動く」というのが，病棟での実習経験に偏りがちな研修医は大変と感じることが多いようです。

また，救急外来では病状の変化が早く，30分後には病状が全く異なっていることがよく起こります。受診直後には笑顔でしゃべっていた人が，ちょっと目を離した隙にショックで昏睡状態になっていることが日常的に起こります。病態が悪化してからは緊急処置などで忙しくなりカルテを書く暇がなくなってしまいますし，最初はあまり目立たなかったが重要な症状・所見のことを忘れてカルテに残し損ねる可能性も増えます。また，こういった急激に悪化する症例はそのまま死亡してしまうこともあり，後で患者家族からカルテ開示などを求められることもあります。そのときに「書

かれていない」「事実と違う」カルテではさらに問題が膨らんでしまいます。

「救急初療ユニバーサルアルゴリズム[★1]」は救急特有の診療の流れを体系化し，六つのステップの中で何を行えばよいのかを明確に教えてくれます。このアルゴリズムの各ステージに対応したカルテの型を用いることで，救急特有の段階的な診療を自然と身につけていくことが可能となります。

忙しいときでもこまめに事実の記録を残せるように，1回あたりのカルテ記載量を少なくして「4回に分けてこまめにカルテを書く」方法を紹介します。

[★1] 救急初療ユニバーサルアルゴリズム[1]

ステージⅠ（動き出すステージ）
　Step1：Triage〈緊急度＝不安定なサインの把握〉
　　1. 主訴，2. 意識＆ABC，3. バイタルサイン
　Step2：Action（Stabilization）〈安定化〉
　　1. 臥位にしてO・M・I（酸素・モニター・静脈路確保）
　　2. 必要なら蘇生処置を開始
ステージⅡ（考えるステージ）
　Step3：Differential Diagnosis & Data Gathering〈鑑別診断と情報収集〉
　　1. 鑑別診断のリストアップ（危険な疾患→高頻度の疾患）
　　2. 情報収集（的を絞った病歴，的を絞った身体所見）
　Step4：Clinical Reasoning & Diagnostic Tests〈臨床推論と検査〉
　　1. 危険な疾患の除外（感度の高い検査）
　　2. 可能性の高い疾患の診断（特異度の高い検査）
ステージⅢ（決断するステージ）
　Step5：Specific Treatment〈特異的治療〉
　Step6：Disposition〈最終方針の決定〉
　　1. 入院が必要か，2. 帰宅可能か

救急外来記録のフォーマット

Stage0．救急車受け入れ準備
　S）経過
　　　主訴
　O）バイタル
　　　処置
　A）鑑別診断
　P）到着時処置予定

Stage1．緊急度評価と安定化（生理学的徴候の初期蘇生）
　S）主訴
　O）General appearance
　　　First impression
　　　Vital signs
　A）ABCDE異常の有無と推定原因
　P）行った処置，診断のための検査予定

Stage2．確定診断と特異的治療（原因病態の特異的治療）
　S）聞き出せた診断学的情報
　O）Head to Toeの身体診察，検査結果
　A）具体的な鑑別診断名
　　　Critical
　　　Curable
　　　Common
　P）疾患特異的治療

Stage3．最終方針の決定
　S）本人・家族の意向
　　　専門医・指導医の意見
　O）面談参加者と説明内容
　A）最終診断
　　　意思決定に影響を与えた要因
　P）転帰（Disposition）

救急外来記録の「応用の型」

1. 救急のカルテは「4回」書く
2. 診療ステージに合わせてカルテの型を変える
3. Aではなく，S・Oの記載を主にする

❶救急のカルテは「4回」書く

救急外来では，基本的に「4回」カルテを書きます。「忙しいのに何回も書けるか！」と反論されそうですが，こまめに書けば1回あたりの所要時間は短いので，「後でまとめて書こうと思っていたら次の患者が来て……」という事態も防げます。

また，カルテを書かずに次の処置や次の患者に移ると，前の患者のことがずっと気になってしまったり，複数の患者の情報を覚えておく記憶負荷が増えたりするため，仕事の効率が落ちてしまいます。診療直後に必ずカルテに書き出すようにしてしまえば，患者情報を覚えておく負担はなくなり，すぐに次の目の前の患者の診断や処置に集中できる状態を維持できます。

❷診療ステージに合わせてカルテの型を変える

先述の救急初療ユニバーサルアルゴリズムでは，バイタルサイン（生命徴候）の評価と蘇生を行うステージⅠから入り，安定化後に異常を起こした原因の検索を行うステージⅡ，根本治療を行うステージⅢに移ります。カルテ記載も同じ順番で，最初は患者の生命が危険かどうかに特化した型で記載し，安定化後には診断確定のための詳細な情報と診断推論を記載するための型に変化します。したがって，他の診療場面と異なり，**同じ患者の単回の診察でもカルテの型が変化していく**という特徴があります。

❸AではなくS・Oの記載を主にする

病棟などの通常のカルテ記載では，カルテ記載前のStepで十分に情報を整理してS・O欄の記載は簡潔に済ませ，じっくりと考えながら鑑別診断リストや思考過程を記載する「A欄」の記載量が一番多くなりますが，救急でも同じスタイルで書いていると時間が足りなくなります。

また，裁判ではカルテに書いてあることを元に判断されるため，その時点で把握した情報や行った処置は取捨選択せずに漏らさず記録に残す必要がありますし，思考過程をあまり詳しく書いてしまうと後で判断が間違っていたときに余計な突っ込みどころを残すことになりかねません。

したがって，**救急ではその場で得た情報や行った処置などを記載していく「S・O欄」の記載が主**になります（特に意識障害のある患者など重症例では手に入った情報や実施した介入などの情報が入るO欄が最も多くなるはずです）。一方で，A欄ではその時点で確認できた範囲の病態判断や，見逃してはいけない危険な鑑別診断名を簡潔に列挙する程度にとどめます（推測を広げすぎない）。

> **救急外来記録の段取り**
>
> **Step0** 事前準備……救急隊からの情報を診療に生かす
>
> **Step1** 緊急度評価と安定化……最初は「生きるか死ぬか」の判断と「死なせない処置」に集中
>
> **Step2** 確定診断と特異的治療……安定状態を確保できてから,「原因を考える」ためのカルテを書く
>
> **Step3** 最終方針の決定……診療の結論を示す,「締めの記載」を忘れずに

　救急ではカルテ記載「前」の時間が取れないことも多いため,Step1〜3に分けて「診療しながらこまめに書く」ことになります.また,救急隊からの受け入れ要請の電話や,患者からの受診相談の電話などで事前に情報を得られることもあり,この情報はStep0としてカルテに残します.

　救急初療ユニバーサルアルゴリズムのステージと記録の段取りの対応は以下のようになります.

救急初療ユニバーサルアルゴリズムのステージ	記録の段取り
患者診療前の情報収集を終えたら	→Step0のカルテ記載
ステージⅠの緊急度評価と安定化の処置が一段落したら	→Step1のカルテ記載
ステージⅡの鑑別診断と情報収集,ステージⅢの特異的治療が決まったら	→Step2のカルテ記載
治療が軌道に乗った後,患者・家族や指導医・専門医と相談してステージⅢの最終方針決定ができたら	→Step3のカルテ記載をして診療終了する

　では,次の症例を題材に各Stepを解説していきます.

症例 ショックと呼吸不全のため救急車で搬送されてきた78歳男性

Step0 事前準備……救急隊からの情報を診療に生かす

　救急診療において,救急隊からの情報は貴重な事前情報であり,救急車が到着するまでの時間は事前準備ができます.ぜひとも診療に生かしましょう.救急隊から聞いた情報はメモでなくカルテに直接記載し,不足している情報があればこちらから救急隊に質問して手に入れましょう.

　外傷診療で重要なJATECの「MIST[★2]」を参考に,内科系救急でも経過(発症時期・増悪傾向か?),主訴(疼痛やABCDに関係する危険な主訴は?),バイタル,処置内容を確実に聴取します.救急隊とのやりとりは定型的なため,項目をテンプレート登録などしておくと便利でしょう.これをもとにマニュアルの参照や指導医との相談を行い,鑑別診断を考えておきます.具体的な疾患名までは詰められなくても「呼吸不全」や「発熱」など症候名のレベルでA

[★2] 外傷診療の「MIST[2]」
　Mechanism 受傷機転, Injury:損傷部位, Sign:症候, Treatment:処置

欄にプロブレム名を書くことはできますし，救急用のマニュアルを参照すれば標準的なプランをP欄に書き出すことも可能になります。

Step1　緊急度評価と安定化……最初は「生きるか死ぬか」の判断と「死なせない処置」に集中

救急車到着後最初の数分は，生理学的徴候（バイタルサイン）の初期評価と安定化が，丁寧な病歴聴取と診断確定よりも優先されます。血圧が下がりゆく患者を目の前にゆっくりと病歴聴取や鑑別診断の調べ物をしていては，助かる命も失ってしまいます。

慣れないと慌ただしくて難しそうですが，実際はABCDの異常別に評価項目[★3]や初期処置などはほぼ決まっているため，カルテ記載も型どおり短時間で行うことができます。うまくテンプレートなどを活用しましょう。当院では，緊急度評価のために以下の三つの指標を確認し，O欄にこの順番で記載しています。
① General appearance：直感での重症感評価
② First impression：五感でのABCD評価
③ Vital signs：機器でのバイタルサイン評価

A欄では，O欄で発見したABCDE異常の原因について記載します。まだバイタルサインが不安定であり，詳細な病歴聴取や具体的な疾患を想定した身体診察・初期検査を行っていないため，この段階では具体的な鑑別診断名の列挙は行いません（診断が明らかな場合は記載して構いませんが，診断当てにこだわり過ぎていたずらに蘇生処置が遅れないよう注意します）。

P欄には一般的な処置（OMI：O_2投与・Monitor装着・IVライン確保）をどのように行うかの具体的指示と，初期検査として「ABCDEFG[★4]」のどれを行うか記載します。

Step2　確定診断と特異的治療……安定状態を確保できてから，「原因を考える」ためのカルテを書く

診断推論のための情報収集は，患者の状態安定後に初めて行います。とはいえ，原因をたたかない限りはやがてバイタルが崩れていくため，このStepも時間がかかり過ぎないようにします。

具体的には，その場で質問項目を考えるのでなく，暗記法や事前に確認していたマニュアル通りに進めます。当院では病歴聴取では全例で「AMPLE[★5]」を聞きつつ，

[★3] ABCDの評価の仕方
　聴診器や血圧計などを使わずに，10秒程度でバイタル異常などを評価する方法です。具体的には，患者の横か正面に寄り添って，目線は目（覚醒レベル）や胸郭（呼吸運動）にやりながら〈見て〉，声質や発言内容，呼吸音などに耳を澄ませつつ〈聞いて〉，相手の橈骨動脈拍動に指を触れ，もう一方の手で掌を握り〈触って〉，「どうしました？」と声をかけながらABCDの評価を同時並行で進めます。
A：声が出ない，いびき呼吸，嗄声・くぐもり声，吐物
B：頻呼吸（2秒に1回以上）・徐呼吸（5秒に1回以下），努力性呼吸（見た目に大変），呼気延長（吸気の倍以上），陥没呼吸・胸郭運動左右差
C：末梢冷汗・冷感（手を握る），頻脈（1秒に2回以上）・徐脈（2秒に1回程度）
D：閉眼し，名前が言えない，ここがどこかわからない（JCS2以上）

[★4] 救急初期検査の「ABCDEFG」
　当院で「研修医の裁量で行ってよい」としている初期検査の頭文字を並べたもの。特段の理由がない限りは，基本的に実施するよう指導しています。
　ABG（動脈血ガス），Blood（一般採血），CXR（ポータブル胸部X線撮影），Dx（デキスター，簡易血糖測定），ECG（12誘導心電図），FAST/FEER（ベッドサイドエコーによる循環評価），Gram stein（グラム染色・培養検体採取）

[★5] 病歴聴取の「AMPLE」
　Allergy（アレルギー歴），Medication（服用中の治療薬），Past history & pregnancy（既往と妊娠の可能性），Last meal（最後の食事），Events & environment（受傷機転と現場状況）

主訴別の問診セット（疼痛の場合は「COMPLAINTs［★6］」，意識障害では「MD-HINT/CT-TIPS［★7］」，その他主訴はマニュアルや病院の慣例など）に沿って確認します．身体診察も，ストレッチャー上で寝たままでも取れる項目に特化して流れを決めておき，バイタル異常・主訴別に身体診察セットを作っておくと効率的です．

診断困難例は入院してからじっくり対応すればよいので，救急では「見逃すと短期間で死亡する可能性があるが，適切な治療によって回避できるもの」を優先的にRule inするスタンスで対応します．鑑別診断を考える優先順位（三つのC）として，普段は「Common（高頻度）→Critical（重篤）→Curable（治療可能）」ですが，救急では「Critical（見逃すと危険）→Curable（治療が遅れると予後悪化）→Common（高頻度だが後で対応しても問題ないもの）」に切り替えましょう．

Step3 最終方針の決定……診療の結論を示す，「締めの記載」を忘れずに

診断が決まった後，次の患者対応に関心が移ってしまい，「患者がその後どうなったか」の記載が見当たらないことがあります．記録の不備が訴訟につながることもある現場でもあり，「どんな根拠を元に，この場ではどのように判断したか．患者にはどのように説明したか」に的を絞って書きましょう．

特に重要なのは，参考にした意見（病歴・身体所見のほかに，どの専門医に聞いたのか，どの書籍などに書いてあったのか），判断の過程（指導医の誰と相談を行い，病態や患者・家族意向など何を重視して決めたのか），説明内容（伝えた病名，治療方針，再受診すべき具体的ポイント）です．

［★6］痛みの原因を調べるための問診法「COMPLAINTs」
　この順番で聞いていくことで，時間ロスの少ない効果的な問診が可能になります．Chief complaints（主訴）・Onset（発症様式：何日前・突然・増悪）・Magnitude（強さ：最悪）の三つは危険な疾患があるかどうかを把握する上で重要で，かつ短時間で聞けるためStep1のカルテに記載します．Pattern（周期性）・Location（部位・放散・移動）で疑わしい臓器や病態を絞り込んでから，的を絞ったAssociated symptom（随伴症状）・Improvement（寛解因子）・Negative stimuli（増悪因子）やType of pain（性状）・Similar episode（過去の類似症状）の聴取を行い，疾患を確定します．これら七つの情報は鑑別診断を行うための情報なので，Step2で記載します．

［★7］意識障害の「MD-HINT/CT-TIPS」
　意識障害の原因を血圧で分けて，効率よく診断と初期対応が決まる暗記法です[3]．
　収縮期血圧＜110 mmHgのときには，「全身性疾患」の確率が高いため（少なくとも血圧不安定ではCTは死のトンネルになる），バイタル安定化と鑑別診断を．「内科医の腕の見せ所＝MD-HINT」と覚えます．

M：Metabolic（内分泌など→肝腎不全，電解質・内分泌（甲状腺・副腎）・代謝（糖）異常）
D：Drug（除外診断だが全例で検討する）
H：Hypoxia（低酸素血症→心肺不全）
I：Infection（重症感染症→肺炎・尿路感染，その他敗血症）
N：Nutrition（栄養：$B_{1/6/12}$，葉酸）
T：Temperature（低体温）
⇒初期採血で静脈血と動脈血ガスは取っておき，Fever work-up（Xp・尿・血液培養）も行い，病歴聴取へ．

　収縮期血圧＞170 mmHgのときはほとんどが頭蓋"内"疾患なので，「CTへ行く鍵＝CT-TIPS」と覚えます．
C：CVD（脳血管障害→脳梗塞・出血，くも膜下出血）
T：Trauma（頭部外傷→脳挫傷・外傷性出血）
T：Tumor（脳腫瘍）
I：Infection（脳炎・脳膿瘍，髄膜炎）
P：Psychiatric（精神科疾患→転換性障害など）
S：Seizure（痙攣・てんかん発作）
⇒最初の三つはCTで，それもNegativeなら腰椎穿刺，それもないなら病歴や脳波で診断．

救急外来記録の実際

段取りで得た情報を元に，救急外来記録の型に沿って記載した例を以下に示します．

患者：78歳，男性

Step0：救急車受け入れ準備　8時15分記載
- S）4日前からの発熱と咳で，今は動けない・反応がないため家族が救急隊コール
- O）JCS 100，BP 80/46，HR 128/整，RR 28，SpO_2 96%（4L），BT 37.8
  酸素マスクで4L，心電図モニター上ST-T異常なし，ルートなし・最終食事1日前❶
- A）急性経過の発熱とショック，呼吸不全があり，敗血症を疑う．
  感染源として肺炎を念頭に置きつつ，他のフォーカスを早期に除外する．❷
- P）Tx）酸素継続，リザーバー付きマスク用意．生食でルート2本確保．❸
  Dx）AB（血算・生化学・凝固，血型も），CDE，F：エコー（ショック鑑別と肝胆道系感染評価），G：グラム染色（痰・尿）・血培2セット．❹

Step1：緊急度評価と安定化　8時35分記載
- S）本人からは聴取不能，家族からは咳と息切れあったとのこと．❺
- O）General appearance：重篤な印象でぐったり横たわっている
  First impression：頻呼吸・頻脈・冷汗あり，返答なし
  Vital signs：JCS 200，BP 76/44，HR 132/整，RR 30，SpO_2 96%（6L），BT 37.4
  頸静脈虚脱，下腿浮腫（±），末梢冷汗（−）・発汗（＋），
  右肺 Crackles（＋），腹部圧痛（？）❻
- A）分布異常性ショック，特に敗血症性ショックと考える．
  肺炎→敗血症を最も疑うが，アナフィラキシー・副腎不全なども検討．❼
- P）Tx）生食1Lずつ静注し，反応不良ならノルアドレナリン開始予定．
  Dx）予定通り検査実施，特にCXR・痰採取急ぎ，心エコーしっかり見る．家族からの薬剤使用歴聴取も急ぐ．❽

❶救急隊から聞いた情報を転記しておく．
❷一番落ち着いて考えられる今の時点での鑑別診断を書いておく．まだ情報は少ないため臓器系や病態レベルで考えるか，特に危険なものを2〜3挙げる程度でよい．
❸救急処置のOMIはバイタルに異常のある全患者に行う．
❹救急初期検査のABCDEFG（☞102頁★4）．やらない理由が思いつかなければとりあえずやる．採血やエコー，グラム染色は目的によって行う範囲が変わるため，可能なら具体的に記載する．
❺Step1の段階でのSは主訴や直前の経過程度にとどめて，診断のための詳細な情報収集はStep2まで待つ（人手が複数あれば分担して同時並行で進めてもよい）．
❻ショック診察セット：「救命のABCDの異常それぞれの診察セット」+「三大疼痛（頭痛・胸痛・腹痛）セット」を作っておくと，速やかな実施と記載がしやすくなる．
❼この段階で確定診断にこだわり過ぎると時間を浪費するため，診断を絞り込み過ぎず，病態や臓器系のレベルで鑑別を行う．ショックであれば分布異常性ショック・閉塞性ショック・心原性ショック・低循環容量性ショックの四つに分類できれば初期対応や鑑別診断が決まるので十分．
❽Step0からのプランの変更があれば，修正点のみ追記．Step1での追加があればそれも書き足す．

Step2：確定診断と特異的治療　9 時 03 分記載
　S）心肺基礎疾患なく元気にしていたが，4 日前から咳・痰が出現し徐々に体調悪化，今朝は布団から出てこず声をかけても反応がないため救急車を呼んだ。……（省略）
　O）身体診察詳細……（省略）
　　血液：WBC 10,200，Hb 8.5，PLT 10.5，CRP 14，BUN 28/Cr 1.8，肝機能正常
　　血ガス：pH 7.24，PaO$_2$ 62，PaCO$_2$ 35，HCO$_3$ 18
　　CXR：右下肺野に浸潤影，喀痰グラム染色：ランセット型 GPC
　　生食 1.5L 入った時点で BP 110/76，HR 98 まで改善。O$_2$ 8L で SpO$_2$ 92%，RR 30。JCS 20 ❾
　A）肺炎球菌性肺炎による重症敗血症と診断。増悪の続く 1 型呼吸不全，急性腎障害と貧血を合併，ショックは離脱し意識レベルは改善傾向。❿
　P）Tx）アンピシリン 2g で治療開始。O$_2$ 10 L に増量。
　　Ex）本人は会話不能のため，家族と方針相談。

Step3：最終方針の決定　9 時 21 分記載
　S）本人の事前指示不明。家族は最大限の治療を希望。
　　呼吸器内科医による画像読影でも診断は肺炎で一致。
　　救急指導医と相談し ICU での治療開始が望ましいと判断。
　O）長男とその妻，佐藤，指導医とで面談し，冷静に状況理解された（内容は説明用紙参照）。⓫
　A）肺炎球菌性肺炎による重症敗血症。今後人工呼吸器管理の必要あり。
　P）ICU 入室。病状と治療方針を ICU 管理医へ申し送る

応用の型 救急外来

❾処置への反応も適宜 O 欄に書き足す。
❿ここでやっと診断をつける。この順番が重要。可能な限り，重症度・合併症など，方針に影響する情報を盛り込む。
⓫面談の参加者と説明内容，参加者の反応・理解度の記載は必須（急病で呆然としている場合は，時間をおいて改めて病棟などでの面談が必要となる）。説明用紙など他に参考資料があれば同じ内容を転記する必要はない。

Q&A

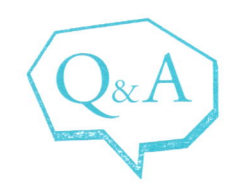

Q 軽症の Walk-in 患者でも 4 回記載したほうがいいですか？

A 重症患者の診療に余力を残しておく必要があり，軽症患者ではできるだけ省力化して早く診療を終えたほうがいいと考えています。

　直接受診した患者の場合，事前準備はできず Step0 は省略します。予診内容を参考に簡単に鑑別・対応を考えてからスタートしますが，看護記録や予診票記録を再度記載し直す必要はありません。バイタルサインが安定していれば Step1 も飛ばして（「安定している」という記載はしますが），Step2 から書き始めます。「救急診療の型」よりも「初診外来の型」を使って 1 回で書き終えたほうがしっくりくる場合も多いです。

Q 大混雑していていくらなんでも 4 回書けません。

A カルテ記載は，あくまで「診療を円滑にし，自分の研修の質も上げ，トラブル時に自分を守る証拠」というものであり，患者の診療より優先されるものではありません。忙しいときは適宜項目や記載回数を省略して，もしくは指導医や看護師に分担してもらって診療に徹しましょう。それでも，患者・家族が感情的になっている事例，診療中に不適切と取られる可能性のある場面があった事例，危険な鑑別診断が残ったままで帰宅させざるを得なかった事例など「危険な香りのする事例」では，事後的にでも丁寧な記載をしたほうがいいでしょう。メリハリを付けて「まずい事例ではきちんと書く」ようにしてください。

参考文献

1) 金井伸行：京都 ER 発！　動きながら考える救急初療［入門編］—救急初療ユニバーサルアルゴリズムの紹介．レジデントノート 9：182-191，2007
2) 日本外傷学会，日本救急医学会（監），日本外傷学会外傷初期診療ガイドライン改訂第 4 版編集委員会（編）：外傷初期診療ガイドライン JATEC．改訂第 4 版，へるす出版，2006
3) 佐藤健太：異変を訴える患者の"急変前"アセスメント．日総研出版，2012

column

訪問診療と往診は何が違う？

　本文の中で，特に断りなく「訪問診療」という言葉を使ってきましたが，「往診」とは異なる，きちんと定義された用語ということはご存じでしょうか？

　訪問診療……定期的に計画性をもって医師が居宅で診察・治療を行う。
　往診……急に具合が悪くなった方が，臨時に居宅で医師の診察を受ける。

　以上のような区別があります。筆者が受けた家庭医療専門医試験でも問われるくらい基本的な知識ではありますが，慣れないと若干ややこしいので，初期研修医には区別せずに「往診だから一緒にいくよー」と伝えたり，区別する必要があるときは「定期訪問診療」「臨時往診」と頭に説明をつけて呼ぶようにしています。

　今回の「訪問診療の型」は，前者の「定期的に計画性をもって行う，病状の落ち着いた患者に対する居宅での診察」を念頭に置いたものでした。ですから，「事前に準備」ができますし，今後の長期的なことを考えて Geriatric giants（☞97頁「応用の型　訪問診療」Q&A）を中心とした「急変の芽」を摘むような対応を強調しています。

　一方で臨時往診となるときは，訪問診療を受けている患者の急病（転倒や肺炎，せん妄など）の場合が多いですが，今まで受診歴のない患者・家族から電話が来て急遽向かう場合もあります。後者の完全初診の場合は，特に情報が少ないことが多いため，「初診外来の型」を意識した記載のほうがうまくいくこともあります。また，バイタルサインが崩れているような急変では，「救急診療の型」に近い対応のほうが良い場合もあります。

　このあたりの使い分けは面白いですし，臨時往診用の型もないわけではない（筆者の頭の中にはある）のですが，書くと長くなってしまうためここでは解説しません。経験を積みながら，他の応用の型を参考にしつつ，「自分なりの型」を生み出してもらえればと思います。

　もし初期研修で機会がある場合は，基本的に訪問診療が当てられることが多いと思います。そのほうが事前準備ができ，定型的な診察で対応可能なことが多く，病棟や救急と対比することで経験や視野を広げやすいからです。ですから，訪問診療研修の機会があれば，まずは今回紹介した「訪問診療の型」を身につけてください。ただし，「行ってみたら急変していた」というパターンや，「かかりつけ医として担当している患者が発熱する」こともあり，心の準備なく臨時往診のような診療を求められることもあるでしょう。ただ，研修医であれば，むしろ急性疾患のほうが経験値が高く，診察やカルテ記載は容易かもしれません（検査や治療の選択肢が限られていることや，患者宅で患者と家族に横で聞かれながら受け入れ可能な後方病院に連絡するという，また違ったストレスはありますが）。

12 応用の型

集中治療

「応用の型」の最後の章は「集中治療」です。その舞台となる集中治療室（Intensive care unit；ICU）は，術後患者や超重症患者，複数の職種，機器類がひしめき合っていて，一般病棟とは異なる雰囲気が漂っています。診療の考え方も重症患者を扱っているだけではなく，独特な視点があり，必然的にカルテの型もかなり異なったものとなっています。
これまでの応用の型は筆者オリジナルなものを解説してきましたが，幸い集中治療では「集中治療用の専用の型」がすでに存在し，一般的に使われています。本章ではこの型を「基本の型」の書き方と比較しながら説明し，実践で使う段取りについても解説していきます。

集中治療の特徴とカルテ記載のポイント

- 病名単位ではなくシステム単位で病態を捉える
  →By problem から By system へ
- 複数の医師・職種が濃厚に関わり情報量が多く複雑
  →こういうときほど決まった型で情報を整理する

皆さんの所属する病院では，ICUでの集中治療を誰から教わっているでしょうか？ 患者予後に好影響があるとされるClosed ICU[1]（集中治療医などICU専従医が主治医になる形態）であれば，集中治療の専門科から系統的な指導を受けることも可能でしょう。しかし，国内で多く見られるOpen ICU（集中治療を専門としない各科医師が主治医となる形態）では，ローテ科の指導医のもとで診療するため，「集中治療」の視点での診療やカルテ記載を学ぶ機会はほとんどないかもしれません。

ICUでは，一般病棟と異なり分単位でめまぐるしく変動するバイタルサインや，特殊な薬剤・機器を要する多様な臓器不全を相手にしなければならないため，カルテ記載にも相応の工夫が必要になります。一方で，原因がどんな疾患であっても対応すべき対象は各種臓器不全（循環不全・呼吸不全・腎不全など）と機能異常（血糖異常・電解質異常など）であり，それほどレパートリーは多くないため，定型的な情報収集，評価，介入である程度まで対応可能です。したがって，**カルテ記載もかなりの部分が定型的に対応可能であり，「型」の出番です**。

また，ICUでは集中治療が苦手な主治医と，コンサルトされた複数の専門医からの指示が錯綜し，看護師だけでなく臨床工学技士やリハビリセラピストなど多様な職種の判断・介入も加わり，扱う情報は多く，判断も複雑化しやすい傾向にあります。そのようななかでも場当たり的な対応にならず，病態全体を見据えた方針を立て，チームで共有できるようなカルテ記載方法を身につけましょう。

> **集中治療記録のフォーマット**
>
> 【問題リスト】
> 主病名・合併症・併存症：#1. ○○, #2. ○○
> System異常：#a. ○○, #b. ○○
>
> S)
>
> O)
> 　A：気道……
> 　B：呼吸……
> 　C：循環……
> 　D：意識・神経……
> 　E：環境……
>
> 　I：感染……
> 　I：電解質・体液……
> 　I：血糖・栄養/リハ……
>
> A)
> 　全体評価，重症度・予後，全体方針
> 　個別プロブレム
>
> P)
> 　Tx：
> 　Dx：
> 　Ex：
> 　Px：

応用の型 集中治療

集中治療

> **集中治療記録の「応用の型」**
>
> ❶ ICUでは「By system」で!!
> ❷「By system」でも問題リストは必要
> ❸「By system」なのはOだけ，S・A・Pはまとめて記載する
> ❹ Daily summary と逐次記録を使い分ける

❶ ICU では「By system」で !!

　カルテ記載の基本の型は「By problem」であり，病態・疾患ごとにプロブレム名を作り個別に分析・介入していくことを基本としています。しかし，ICUでは複数の致死的な病態が急激に進行していくため，「個別のプロブレムの鑑別診断をじっくり分析すること」を主目的とした形式だと時間もかかってしまい病態変化に追いつけなくなってしまいます。また，生命維持のために重要だが普段の診療ではそこまで重視されにくい，水分バランス・電解質管理や栄養療法などの問題点は，特定のプロブレムに割り振りにくく対応が疎かになってしまう可能性もあります（感染症の感染源・起炎菌診断や抗菌薬選択に集中しているうちに高K血症や高血糖が放置されてしまうなど）。

　そこで「By system」という専用の型で記載することで迅速かつ漏れのないカルテ記載と治療戦略立案を目指します[2-3]。具体的には神経，呼吸，循環，消化器，水分・電解質・栄養，腎臓，血液，感染……というように，**臓器系（=System：複数の臓器・組織をまとめた一つの機能単位）ごとに，決まった順番で各種パラメーターや介入状況を記載**します。これによって，たくさんの項目を整然と記載することが可能となり，やるべきことも自然と見えてきます。筆者の場合はたまにしかICU患者を担当する機会がなくこの項目を思い出すのが大変だったため，「ABCDE＋III」[★1]という暗記法を作りました。

❷「By system」でも問題リストは必要

　By problem ではないからといって，問題リストが不要とは限りません。筆者個人としては問題リストがあるほうが全体像を速やかに把握しやすいこともあり，必ず使っています。

　具体的には記録の冒頭に，その時点でわかっている範囲で主病名（例：#1. 重症敗血症）→その他重要な合併症・併存症（#2. 慢

[★1] ICUにおける「ABCDE＋III」
　筆者が思いつきで作ったBy system項目の暗記法ですが，意外と覚えやすく，研修医指導でも使い勝手がよく重宝しています。集中治療医の視点では不足もあるでしょうが，一般医のカルテとしては十分と感じています。
Airway（気道）
Breathing（呼吸）
Circulation（循環）
Dysfunction of CNS（意識・神経）
Environment（環境）
Infection & Drainage/Debridement（感染）
Ions & Fluid（電解質と体液，腎臓）
Insulin & Nutrition/Rehabilitation（血糖・栄養管理とリハビリテーション）

性心不全，#3. 糖尿病）の順に登録。ABCDE＋III[★1]で指摘されたバイタル異常，臓器障害などは仮プロブレム（#a. 呼吸不全，#b. ショック，#c. 急性腎傷害）で登録しています。この形式であれば，その時点での問題を網羅できるため，他の患者診療を並行して進めても，混同したりマイナープロブレムの評価を忘れたりする可能性が減ります。また，引き継ぎやコンサルト時のプレゼンテーションを簡潔に行えます（例：基礎疾患に〇〇があり，△△病でショックをきたして入院した患者で，こういう点がまだ不安定なのですが……）。また，その後徐々に病態が明らかになっていったときも，番号の順番を崩さずにプロブレムをうまく統合・深化させられることが多く便利です〔例：#a. 呼吸不全→ARDS（due to #1），#c. 急性腎傷害→Septic AKI（due to #1）on CKD（due to #3）〕。

❸「By system」なのはOだけ，S・A・Pはまとめて記載する

By systemでのカルテ記載は多様な病態をもれなく扱える点では便利ですが，扱うSystem数が多いため評価・計画記載が分散しやすく，「この患者全体としてどんな病状でどんな方針なのか」をつかみにくくなってしまいます。筆者は，OのみBy systemで分割して書き，それ以外のS・A・Pはまとめて書く方式を好んでいます。

具体的にはSで家族やカルテ・紹介状の情報をまとめて現病歴・既往歴などを構成。Oで「ABCDE＋III」に沿って情報を整理。この中で各Systemの状況についての評価（本来はAに書くべき内容）を最後に1行付け足しても良いと思います。

AでSystemの異常・評価を踏まえつつ，患者の暫定診断名やその重症度，予測される経過や予後などの「全体像」を簡潔に述べます。個人的には，各Systemについての評価を順番に記載して個別の問題点の詳細を明らかにした上で，最後に全体像について記載して締める順番を好んでいます。

Pでは各プロブレムを眺めながらプランを拾い出し，Tx/Dxなど目的別に割り振って記載することで，その患者の当面のプランをそこだけ見れば一望できるようにまとめます。

❹Daily summaryと逐次記録を使い分ける

ICUでは病状や治療内容の変化スピードが速いため，病棟のように週単位ではなく「日単位」で**サマリー**（Daily summary）を書きます。一般的には朝や夕方のミーティング時に，型に沿ってその時点での全ての情報と判断を記載します。これによって誰が主治医なのか（サマリーの記載医師が全体の統括リーダー），その主治医がどう考えているか（A・P）が明確になり，また次の勤務者への申し送りとして役に立ちます。

一方で，新たな処置や薬剤変更を行ったときや，家族との面談を行ったときなどは，その直後に関連する情報だけ**逐次記録**としてカルテに記載します。後で書こうと思っても状況の変化が積み重なってくると最初の頃の記憶があやふやになってきて記載ミスが増えるため，逐次記録は欠かさないほうがよいでしょう。

集中治療記録の段取り

- **Step1** 引き継ぎ……カルテを読むより口頭で
- **Step2** 患者診察……メモはとらずにルーチン診察で
- **Step3** カルテ記載……忘れないうちに O 欄から書きだす

　実際に集中治療記録を書き始める「前」に，上記の Step を踏んで準備してみましょう。より早く的確にカルテを記載できるようになります。

Step1　引き継ぎ……カルテを読むより口頭で

　初診外来や救急診療と異なり，集中治療では外来・救急で収集され整理された「事前情報」が豊富です。しかし，重症患者であり初期対応した医師がカルテを十分に書いていないことが多いため，カルテを見ても全体像をつかめないことがあります。また多すぎる情報がノイズとなって全体像や重要な点を把握するのがかえって難しく時間がかかりすぎることもあります。

　最初は紹介状やカルテをじっくり読むよりも，初期診療にあたった医師から口頭で申し送りを受けると，複雑な病状の中で特に重要な点や治療反応性，カルテに書きにくいクセのある患者家族対応のポイントなどを効率よく引き継げます。そして，この申し送りの最中に # 欄（病名，System 異常）や S 欄（現病歴，救急外来での処置内容とその反応性など）の記載を始めてしまったほうが，後で思い出しながら書くよりもいいでしょう。書きながら不明点が見つかった場合は申し送り中に質問して解決しておくと，後で問い合わせの電話をしなくて済むので楽です。

Step2　患者診察……メモはとらずにルーチン診察で

　ICU に入室する患者のほとんどは，意識障害や呼吸不全により病歴をしゃべることができないため，網羅的な身体診察の重要性が高くなります。ただし，ICU では診察前後の手指衛生順守や患者専用の聴診器使用など感染管理が徹底されていることが多く，患者ベッドサイドにメモなどを持ち込み診察しながらメモを取ることはできません。いつも一定の順番で診察することで，後で思い出しながらカルテ記載ができるようにしましょう。

　具体的には JATEC コース（日本外傷診療研究機構）の Secondary Survey で行う①Head to Toe（頭のてっぺんからつま先まで），②Front to back（前面が終わったら背面も），③Finger & Tubes into every orifice（全ての穴に指か管を入れる。入っている管から出ているものを確認する）をルーチンでやるといいでしょう。

　一方で，バイタルサインやモニター項目，検査結果などはカルテを書きながら閲覧できるため，無理に暗記せずカルテを書きながら参照したほうがいいでしょう。

Step3　カルテ記載……忘れないうちにO欄から書きだす

　O欄にBy systemの評価項目を作り（定型文機能などを活用しましょう），その枠の中に，先ほどとった身体診察情報を思い出しながら書き出します。診察は頭からつま先の順にとりましたが，記載するときはABCDE＋IIIの順に整理し直します。さらに，バイタルサインやモニター数値，In-Out情報などを書き足して完成させます。

　その後は，#・S・Oを眺めながらいつもどおりA・Pと記載していきます。

集中治療記録の実際 段取りで得た情報を元に，集中治療記録の型に沿って記載した例を以下に示します。

患者：56歳 男性，主病名：高血圧緊急症
Daily summary（ICU入室初日，夕方のミーティング時記録）

【問題リスト】
#1. 高血圧緊急症，#2. 急性腎傷害，#3. 正球性貧血
#a. 低酸素血症，#b. 末梢循環不全，#c. 低K血症❶

S）3年前の検診で高血圧を指摘されていたが放置。
　1週間前からの倦怠感・労作時息切れが増悪し本日当院救急外来に救急車にて搬送。
　到着時血圧230/126あり，診察・採血・エコーなどで急性腎傷害と肺水腫を認め高血圧緊急症と診断。利尿薬・血管拡張薬に反応なく，低酸素血症も強いためICU入室となった。
　入室1時間後緊急でHDFを開始し，3時間後には……（省略）。❷

O）気道：意識清明で口腔内クリア，Stridorなし。→緊急挿管は保留❸
　呼吸：SpO₂ 93%（リザーバ付きマスク10L❹）・RR 28/分，両側前胸部wheeze（＋），背下部Crackles（＋），Xpにて肺水腫所見あり→CPAP検討❸
　循環：ミリスロール1γ＋フロセミド100 mg/日持続静注＋HDF中❹でBP入院時202/130→現在160/100前後，HR 120→90台・整❺
　　　　心臓III音（＋），4LSB収縮期雑音III/VI，頸静脈怒張（－）・下腿浮腫（－）
　　　　入院後In 200 mL・Out（尿50 mL/8 h＋不感蒸泄＋HDF），Hb 10.6・MCV 94，UCG：Asynergy（－），LVH（＋＋）。CXR：両側肺門不明瞭化（＋）❻
　　　　→高血圧性心疾患を背景にしたClinical Scenario1の非虚血性急性心不全で矛盾しない❸
　意識・神経：鎮静薬不使用❹，JCS 0で見当識良好，不穏なし。
　環境：透析カテーテル＋動脈カテーテル＋膀胱留置カテーテル（明日膀胱カテ抜去），標準予防策実施，DVT予防は弾性ストッキング使用（透析離脱したら抗凝固薬検討）。
　感染：血培2セット提出済み，明らかな感染巣なし。
　電解質・体液：K 3.4，血ガス（省略）→AG上昇型代謝性アシドーシス。❸
　　　　　　　 腎エコー・尿生化学（省略）→腎実質性腎不全❸
　血糖・栄養/リハ：血糖正常，バイタル良ければ明日から経口摂取とベッド上リハ開始。

❶病名まで深化できていない病態やデータ異常は仮プロブレム（#アルファベット）で表記。
❷絶対時間でなく相対時間で記録する。また，患者の病状変化が早く，多くの判断基準が発症または入室○時間という表記（市中or院内感染の区切り，敗血症や急性冠症候群での治療目標時間など）であることを踏まえ，ICUでは可能な限り「日」ではなく「時間」単位で記録する。
❸情報量が多いため，各パラメーターの解釈や簡単な方針もO内で記載したほうが読みやすい。
❹各項目ごとに介入内容を併記する（治療条件が不明だと，パラメーターを解釈できない）。
❺バイタルサインなどのモニター項目は経過表に記録されるが，カルテにはトレンド（改善or悪化傾向）やその日の最大or最小値など，臨床判断に役立つ形で記載する。
❻身体所見・看護観察データ→検体検査→生理検査→画像検査のように順番を決めて記載すると漏れが少ない。

A)
#1. 高血圧緊急症❼
　　放置された高血圧が背景にあり，救急外来搬送時の血圧値と臓器障害から高血圧緊急症の基準を満たす．過剰降圧に注意しながら徐々に血圧を落としていき，全身状態が安定したら一般病棟で二次性高血圧や高血圧合併症の評価を行う．
#2. 急性腎傷害
　　腎実質性腎不全（RIFLE：Failure）の状態であり，腎後性腎不全は否定済．
　　原因→Probable：悪性腎硬化症，less likely：血管炎・感染症，unlikely：薬剤・虚血．
　　改善傾向だが，Cr下げ止まりや尿沈渣異常持続する場合は腎生検を検討する．
#3. 正球性貧血……（省略）
#a. 低酸素血症，#b. 末梢循環不全
　　Probable：高血圧緊急症→血流再分布に伴う急性心不全（Clinical Scenario1），
　　Possible：#1→尿毒症肺，敗血症からのARDS．
　　循環・呼吸管理しながらもう少し診断詰め，より適切な治療に修正していく．
#c. 低K血症：#1では説明できない．
　　Probable：原発性アルドステロン症→#1→#2．
　　間質性腎炎→尿細管障害→低K＋#1などか．精査進めていく．

全体として，ICUでは腎代替療法を行いながら血圧管理を行い，HDFと降圧薬静注を2〜3日で離脱できれば一般病棟に移って高血圧の評価などを行っていく流れになるだろう．❽

P)
　Tx）・Dx）❾……（省略）．
　Ex）❿ご本人にはベッドサイドで現状と明日以降の見通しを説明（説明用紙参照）．
　　ご家族にはより詳細に病状と治療選択肢について説明し各種同意書にサイン取得．
　　まだ若く治療可能性も高いためDNARなし．
　Px）⓫カテ類の感染予防処置継続，睡眠覚醒リズム障害やせん妄，抑うつ合併に注意する．
　　これを機に血圧管理の教育も早期介入する（腎予後見えてから）．

❼プロブレムごとに今の病状と鑑別診断，方針を記載する．
❽全体としての評価や方針・見通しを最後に記載すると，他の医師や他職種にも状況を伝えやすい．
❾Tx（治療計画）・Dx（診断計画）はもちろん重要．できるだけ根拠に基づき，明確に記載する．
❿Ex（説明計画）は，急変や死亡する確率が大きく倫理的な問題も発生しやすいICUではかなり重要．本人・家族に情報提供を逐一行い，適切な意思決定の支援を行っていく（Ex欄が空欄の日は何か抜けていないか振り返ったほうがよい）．
⓫Px（予防計画）で各種予防バンドルの取捨選択や実施状況の把握を行う〔また精神疾患（うつ病などでの薬物過量内服やアルコール依存症の急性中毒）では，初期から精神科専門医と連携して再発（退院後自殺など）を防ぐ必要がある〕．

Q&A

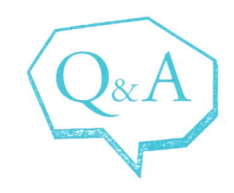

Q 他科コンサルトでもらった意見はどこに書くべきでしょうか？

A 他科の意見も，主治医の判断材料の一つであり，自身の意見ではないためSに記載するのが原則になります（☞13頁基本の型「SOAP①SとO」）。現状の客観的指標（身体所見やモニター値，検査結果など）と患者や家族から聞き出した症状，そして専門医の意見を全て考慮して，患者の病状や方針（A・P）を主治医が決定するという流れになり読んでいてわかりやすくなると思います。少なくとも，専門医の意見をそのまま自分のカルテのA欄にコピペするのはダメだと指導しています。

Q 診断が確定し，ABCDE＋IIIの異常項目も1～2個（例えば軽度のショックと低Na血症だけ）の場合もBy systemで記載するべきでしょうか？

A 患者が安定していて全ての問題を把握可能であれば，ICUにいる患者とはいえ集中治療の対象ではないため，早期のICU退室を検討するとともに，カルテ記載も通常のBy problemでも構わないかもしれません。しかし実際はICUに入室するだけの問題があったはずであり，「現時点で超重症，多臓器不全で複雑な病態」でなかったとしても，「今後複数の異常が出てくる，重症化してくる」可能性は高いと考えます。そういった患者の微細なパラメーターの動きを詳細かつ早期に察知するためにも，原則はBy systemでの評価をしたほうがいいでしょう。「ICUや重症患者では，細かいことは考えずにBy systemで書く」と自分内ルールを統一したほうが現場で混乱なく診療に集中でき，カルテ記載の型の習得も早いと考えます。

参考文献

1) Pronovost PJ, Angus DC, Dorman T, et al：Physician staffing patterns and clinical outcomes in critically ill patients：a systematic review. JAMA 288：2151-2162, 2002
2) 岸本暢将（編著）：米国式 症例プレゼンテーションが劇的に上手くなる方法．羊土社，2004
3) 齋藤昭彦：連載「これから始めるアメリカ臨床留学」第11回 研修前に知っておくべきこと（後編）．「週刊医学界新聞」第2474号（2002年2月18日）
http://www.igaku-shoin.co.jp/nwsppr/n2002dir/n2474dir/n2474_09.htm#00（最終アクセス2015年3月15日）

おまけの型

13　おまけの型

病棟患者管理シート

「医師の仕事は,患者急変が多いから予測困難で,時間管理も難しい」と言われがちです。しかし,ビジネス書などで学べるタスク管理ツールをうまく使えば,それなりの時間管理が可能となります。予測可能・調整可能な予定をきちんと管理することで,急変に対応する時間的余裕を生むことができますし,「今日はあと二つくらい急変があっても,あの空き時間を充てれば業務時間内に吸収して対応できる」という見込みを持ちながら働けるようになり,心理的にもかなり余裕を持てます。

ここでは,筆者が普段使っている「病棟患者管理シート(以下,管理シート)」を紹介します。これが最良というわけではありませんが,本書で紹介しているカルテ記載法と連動しており,カルテ上の問題リストやプランを適宜転記していくだけでかなりの業務効率化が可能になると感じています。みなさんもこれを参考に,「自己流の患者管理・時間管理方法」を編み出してください。

横軸にプランを転記,縦軸でToDoを把握

横軸に1週間分の曜日,縦軸に担当患者名(紛失したときの個人情報流出リスクを考えるとイニシャルやIDだけのほうが望ましい)を記入してあります。担当患者の診療を行いカルテのP欄記載を終えたら,**該当患者の行を横に眺めながらプランの転記**をします。

数日先のプランは該当日に,数週先のプランは欄外(特記事項欄を作るか,筆者の場合は土日の欄を利用)に転記しておくと,後で忘れてしまって実行しそびれることはまずなくなります。例えば,肺炎治療を開始した日に,「3日後に喀痰培養結果確認」というプラン立てた場合,これを3日間覚え続けておくことは比較的労力を要し,担当患者数が増えてくるとかなり難しくなってきます。しかし,その患者の3日後の欄に「喀痰培養結果確認」と書いておけば,あとはいったん忘れてしまっても全く不都合はなく,該当日の朝にリストをみて思い出せば十分です。「覚えておくこと」を減らせるぶん,限られた脳の余力を「考えること」に割くことができるので,業務の質も効率も向上します。

一日の始まりには,**その日の列を縦に眺めながらToDoを把握**します。全体としての空き時間(自由に動ける時間),タスク量(ToDoの数と質)を見て,優先順位を意識しながらその日の段取りを考えます。

例えば,検査結果が11時ごろに出て,指示出しの締め切りが14時の病棟であれ

ば，午前中が病棟単位（検査・処置，患者面談の予定なし）の場合は「9時から11時はフリーなのでその間に今日担当する新患の診察とカルテ記載をして，11時になってから他の担当患者の検査結果を確認して12時くらいまでには指示の修正を終える」といった段取りを組めるはずです。逆に午前中が検査・外来などで身動きが取れない場合は，12時から14時に指示出しに関わる業務（検査結果確認と点滴指示修正など）に絞って急いで取り組み，調べ物や患者面談，複雑な事例の検討などは14時以降にじっくり取り組むように配置することも可能です。

実施したプランは斜線で消し，その患者についてやることを全てクリアしたら右上のボックスに「／」，カルテ記載を終えたら「＼」，全患者のボックスに「×」印がついたらその日の業務は終了と考えて，自習や帰宅可能になります。多忙や体調不良，用事などで全てに「×」が付く前に病院を離れる必要がある場合は，**未処理のプランを翌日に転記**し，翌朝は転記したものから手をつけると病棟業務上は支障が出ません。逆に，予定より早く仕事が終わったものの，まだ勤務時間内で帰れない場合は，**明日以降の予定を先に消化してもいいですし，「急がないけど重要なことリスト」**（後述）**を眺めて学習課題をこなしてもよい**と思います。

医師業務を意識した欄外記載と管理シートの更新・運用

ここまでは一般的なビジネス書に書いてあるようなToDoリストやタスク管理方法とほぼ同じですが，医師の業務を意識した工夫としては以下のような記載があります。

1）「問題リスト」

患者名だけでなく「問題リスト」も記載することで，「どんな患者を担当していて，サボっている課題が何なのか」をすぐに把握しやすくなります。カルテ上で問題リストを深化させたときには，管理シートにも反映させるとなお使いやすくなります。

2）「動かせない固定の予定」

欄外にカンファレンス・会議，外来や検査・処置単位など「動かせない固定の予定」も表示しておくと，それ以外の「空き時間」が浮き出てきます。ひと目で一日の自由時間を把握しやすくなりますし，急に新しい予定が発生したときも速やかに空き時間に組み入れられます。医師の仕事は意外とルーチンの動かせない業務が多く，そのスキマで多彩な業務をこなす必要があるため，これはかなり効果的です。

3）「急がないけど重要なことリスト」

「急がないけど重要なことリスト」を欄外に作っておくと，予定キャンセルによって突然発生したスキマ時間を有効活用しやすくなります。具体的には，学習したいこと，指導医に調べるよう言われたこと，手紙作成・他科コンサルト，担当学習会・抄読会の発表資料作り，サマリー未完成患者など「忘れやすいけど重要」なことや「急がないが今週中に済ませたい」ことを登録しておくと便利です。臨床以外の業務はどうしても後回しにしがちで，結果としていつまでも勉強ができなかったり，重要な発表のための資料作成が直前追い込み型になりやすいため，この工夫も有用です。

病棟管理シートの例

合折り　　　　　　　　　　　　　　　　　　　　　　　　　　　　　　山折り ❾

氏名・ID	主治医	担当医	Mon. 22 ❶	Tue. 23	Wed. 24	Thu. 25	Fri. 26	Sat. 27	Sun. 28	Problem ❽
患者A 78歳・男性 ❷ 2014/11/04 入院 285960○×	佐藤	F	病棟カンファ		定期カルテ記載	血・Xp				呼吸不全→CHF急性増悪＋レジオネラ肺炎→廃用症候群 糖尿病、高血圧症、CKD 認知症→正常圧水頭症（経過観察）→担任先水調整中
患者B 69歳・女性 2014/12/12 入院 463587○×	佐藤	F	家族面談		リハ目標評価 血					歩行障害→脳血管性＋薬剤性バーキンソン症候群→リハ中 低栄養・脳梗塞後遺症→静脈栄養中 転院先調整中 高血圧症、脂質異常症
患者C 92歳・女性 2014/12/18 入院 125486○×	佐藤	G	尿・血 ❺	頭CT	頭CT ❼	退院調整会議	疲培確認 →Abx変更 ❸ 血		(12/30 血・Xp) ❹	尿路感染症、高血糖 意識障害→低活動型せん妄＋認知症→軽快 CHF、CKD、正球性貧血
患者D 42歳・男性 2014/12/23 入院 453855○×	H	佐藤		入院時記録	バイタル注意					市中肺炎（中等症） 糖尿病

朝	回診	内科会議	回診	教育回診	回診		
午前	病棟管理	教育回診		外来振り返り	一般外来		
		レントゲン読影指導		新患カンファ			
昼	新患カンファ ❿	予約外来	研修外来指導	研修外来指導	病棟カンファ		
午後	NSTカンファ	後期研修学習会	医局会議		外来カンファ		
夕	初期研修レクチャー						
夜							

勉強・調べ物リスト ⓬
☑ バーキンソン症候群のリハビリ
☑ 市中肺炎の抗菌薬投与期間
☐ 高Na血症の鑑別所見見直し

サマリー・手紙未作成リスト ⓫
患者F 12月2日退院 →手紙済、サマリー未
患者G 12月18日退院 →手紙済、サマリー未

担当イベント準備　NST学習会講師　資料仮完成　資料完成　当日（会場確認）
担当　　　　　　　　　　　　　　　　　　→事務印刷依頼

❶ 横軸に1週間分の曜日。
❷ 縦軸に担当患者名。
❸ 数日先のプランを該当日に記載。
❹ 来週のプランはカッコで日曜欄に。
❺ 実施したプランは斜線で消す。
❻ 担当患者に関するToDoを全て終えたら右上のボックスに［✓］を入れる。カルテ記載を終えたら［N］を追記。
❼ 未処理プランは翌日に矢印でいっぱって転記。
❽ 「問題リスト」を記載することで患者の把握が容易になる。
❾ ここで折りかえすとふだんは担当患者＋プロブレムー覧表に、ひらくとToDoListになる。
❿ 動かせない固定の予定を記載し、アミカケでつぶしておくことで、空き時間の把握が容易になる。
⓫ 急がないけど重要なことリストを記載することでスキマ時間の有効活用ができる。

筆者の場合，管理シートの更新は1週間単位でやっています。毎日やれればいいのでしょうがそこまでの時間はなかなか取れないですし，1か月単位だと急性期病棟患者の管理としては役に立たず，いろいろ試行錯誤した結果，1週間ごとの更新がベターと感じています。

流れとしては前の週にExcelで入力したシートを印刷して持ち歩けるようにします。1週間の間に退院した患者名は斜線で消し，新規担当した患者名や問題リストの追加・深化は手書きで記入します。1週間の終わりには手書き分をExcelで入力・削除して再度印刷します。以前は手書きでやっていましたが，Excelベースで管理したほうが，前週から入院している患者の情報や自習持ち越しのToDo，「急がないけど重要なことリスト」などを再転記する手間がなく便利でした。また患者情報については，Excel上では退院患者分も削除せずに追記を続け，印刷するのは現入院患者分だけという設定にすれば，数か月後には巨大な担当患者データベースができるため後々の研究にも流用できます。

印刷した管理シートは，他の重要書類（外来体制表や当直予定表などの医師体制に関する情報や，入退院予定表や空床状況予想など病床管理に関連する情報）とともに書類バインダーに挟んで肌身離さず持ち歩くことで，「院内で発生した業務管理に関連する資料は全部ここに入っている」状態となり，ほかの業務中に突然声をかけられたりPHSが鳴ったりして新規で発生した案件もスムーズに処理できます。

なお，書類をとじるバインダーについては，自分の白衣のポケットに入るサイズで，かつ重たすぎず，さらに言えばある程度しっかりした作りのものがオススメです。見た目にゴージャス感がある方が，気の進みにくいタスク管理も少しはやる気になります。裏表紙にある程度の硬度があれば，それを下敷きにして立ったまま書き込みができます。落としたときには床にぶつかる音で気がついたり，安易に捨てられずに手元に戻ってきたりすることも多かったです（ストラップを付けて白衣に固定するのが最も手堅いです）。

14 おまけの型

診療情報提供書

学生のうちは縁がないかもしれませんが，医師になれば「診療情報提供書」を書く機会が増えます。診療上必須であるカルテに比べると，「書く意義が感じられない」「書くのが面倒」「書き方がわからない」といったネガティブな印象が強いかもしれません。また，入院や転科をお願いしたかったのに丁寧なコメントの書かれた診療情報提供書とともに差し戻されたり，意見が欲しかっただけなのに勝手に投薬を始められてしまったりと，思うような対応をしてもらえずもどかしい思いをしたこともあるかもしれません。

これらの問題は，気が利かない紹介相手だから起きたというわけではなく，「診療情報提供書の書き方」を知らない自分の落ち度でもあります。ここでは，診療情報提供書の意義や紹介の形態について解説した後，具体的な診療情報提供書の書き方を提示します。

診療情報提供書の意義や種類

専門分化が進めば進むほど，質や効率改善のためにコミュニケーションが重要となりますし，コミュニケーションの失敗は患者にとって有害な転帰にすらつながりえます。最初に例に出したように，情報の伝え方に問題があったせいでこちらの意図と異なる介入がされるようであれば，患者に対して健康上の実害が発生する可能性があり，せっかくそれまで丁寧な診療とカルテ記載をしていても台無しです。目的通りに意図を伝えることのできるコミュニケーションスキルを身につけましょう。

医師同士のコミュニケーションの方法は口頭，電話，カルテ，電子メールなどいろいろありますが，ここでは記録に残って伝達ミスが少なく，忙しい相手の時間を奪わずにやりとりが可能な「診療情報提供書」に絞って話を進めます。また診療情報提供書には様々な種類があり，専門医・高次医療機関への紹介，セカンドオピニオンの依頼，患者転居などに伴う転医の依頼，退院時のかかりつけ医への逆紹介，X線写真などの資料請求依頼，診断書などがあります。ここでは，診療情報提供書の全ての要素が詰まっている「高次医療機関への紹介」について解説します。

診療情報提供書を記載する以前の注意点

1）患者への説明

紹介の理由は，事前に患者に説明すべきです。「患者を紹介する」という行為は，患者にとっては「診療拒絶」と捉えられる

可能性が高いものです。その精神的ダメージのせいで自分と患者との信頼関係がギクシャクしたり，紹介先受診拒否につながったり，特に精神疾患のある患者では病状自体が悪化するといった悪影響が起こりえるため，それなりの配慮が必要です。説明するときには「紹介する」という事実だけでなく，紹介が必要な理由（病状が自身の専門範囲を超えているなど）や，患者にとっての意義（より質の高い診療が受けられる可能性など），拒絶ではなく今後も関係が続くというメッセージを意識的に添えましょう[1]。

2）費用負担

紹介には一定の費用負担が発生します。親切のつもりで紹介したのに費用が発生し，その上診療情報提供書の内容がまずくて，患者になんの利益も生じなかったのでは目も当てられません。

現在の制度では，特定機能病院を受診する際，初診患者が紹介状を持っていないと特定療養費を請求されます。一方で，診療情報提供料という制度もあり，診療情報提供書を作成するだけでも患者に経済的負担がかかります。特定療養費よりも診療情報提供料の値段のほうが高くなる場合もあり，事前に患者に対して費用負担について説明することと，その負担に見合う内容を記載できるよう意識しましょう。

普通の診療情報提供書作成⇒診療情報提供料Ⅰ：250点＝2,500円（3割負担患者で750円）
診療情報提供書に検査結果も添付した場合⇒＋200点＝2,000円
セカンドオピニオン目的の場合⇒診療情報提供料Ⅱ：500点＝5,000円

紹介の2形態

日本語では「紹介」という一つの用語しかありませんが，海外では二つの形態を意識的に使い分けています[2]。

- Consultation……いわゆる相談。「患者の主治医権は自分が持ったまま」で，他の医師に意見を求めること。その意見を取り入れるかどうか，実行するかどうかは自分に裁量権がある状態。
- Referral……いわゆる紹介。「患者の主治医権を相手に委ねる」行為で，実際に検査・治療するかどうかは相手の裁量となる。主治医権の譲渡と言ってもよい。

この違いが明確になるように，入院させてその間完全委任したいのか，退院後はこちらに戻してもらいたいのかや，外来併診を続けて相手には専門領域だけ関与してほしいのかなどを明記する必要があります。

なお，Consultation/Referralのどちらであっても，紹介する相手は「人」であって，病院や科ではありません。同じ科でも医師によって考え方が大きく異なるのは，臨床実習を経験していればわかるでしょう。適切な紹介相手を個人的に知っていて，相手のツボを突いた紹介をできるかどうかも医師として必要な能力の一つです。

また，紹介相手は医師に限らず，看護師や保健師，ソーシャルワーカーなどでも良いことになっています。実際に筆者もいろんな職種の方に対して，正式な診療情報提供書を作成し連携を取っています。電話やカンファレンスだけの関係だったころよりは診療方針の共有や情報交換がしやすくなり診療の質が高まったと感じています。

> **診療情報提供書の実際**
>
> ○○中央病院　呼吸器内科　○山△郎先生❶　御机下❷
>
> 問題リスト❸
> #1. 軽症市中肺炎, #2. 慢性肺気腫,
> #3. 糖尿病, #4. 認知症（軽度, せん妄歴なし）, #5. 家族介護力不足
>
> 紹介目的❹：#1 について, 入院治療のご依頼
>
> 平素より大変お世話になっております。また, ご多忙の中患者紹介を受けていただき誠にありがとうございました。❺
> 患者△岡○輔様（男性82歳）は, 以前にも肺炎で貴科入院治療歴があり, 普段は #3. 4. 5 にて当クリニックに通院していました。このたび肺炎を発症したため, 入院加療をお願いしたくご紹介させていただきました。❻
> 2日前から咳・痰と労作時息切れが出現し徐々に増悪したため本日午前当院外来を受診されました。受診時 JCS 2（普段と同程度）, BP 112/56, HR 98・整, RR 26, SpO$_2$ 92%（室内気, 普段は96〜98%）, BT 37.6℃, 身体診察では右背側に Crackles を認め, 胸部 X 線検査にて右下肺野に浸潤影を認めたため肺炎と診断しました。A-DROP では年齢・意識障害該当で2点であり入院適応と考えました（同封の検査結果用紙もご参照ください）。❼

❶相手の医師名：「○○病院　△△外来御中」ではなく, できるだけ個人名で送ろう。誤字や同姓異名に注意。

❷脇付：「御机下」や「御侍史」など。基本的にはどちらも不要で, 医師の間でしか使わないもの。本来は机や侍史に対する謙譲ではないので「御」も不要だが, 慣例なので病院のルール通り使っておいたほうが無難。脇付自体は相手への敬称ではないので, その前の「様」や「先生」は省略できない。また, 「○○病院□□科外来担当先生」など具体的な相手がいない場合は, 「御中」など特定の組織・部門宛てに使える脇付が正しい。

❸問題リスト：診療情報提供書でもやはり問題リストは大事。これを見るだけで何の紹介かほとんど分かるし, 宛先を間違えた場合もすぐに気付く。

❹用件：「精査・加療のご依頼」など漠然として書き方ではなく, 「抗癌薬治療についてのセカンドオピニオンのご依頼」や「#1に対する手術を前提としたご紹介」など, 相手に何をお願いしたいのかを明記したほうがよい。

❺挨拶：筆者としては, 業務連絡なので挨拶は省略してすぐに本題に入るべきと考える。形式的に付けたほうが無難だが, その場合もできるだけ短くして, 相手をおもんぱかるような一言を毎回選びたい。

❻背景：「この患者はあなたに紹介されるだけの理由がある」ということがわかるように, 紹介先への受診歴や, 紹介相手の専門領域の疾患名などを記載しておくとよい。

❼医学的情報と自分なりの見立て：紹介先が高次医療機関の専門医や高名な医師だと書きにくいが, それでもきちんと書いたほうがよい。相手方を受診した時点で病状が変わっているかもしれないし, 長くかかりつけ医をしていた自分だからこそ判断できた情報もあり, いずれにしても相手の参考になる。また, くどさや押し付けがましさがない範囲で適切に書けば, 診断が合っている/いないにかかわらず, フィードバックをもらえることがある。なお, 検査データをどう解釈するかは医師の技量による部分が大きいので, できるだけ検査値を印刷したものや画像データを焼いた CD-R などを

短期間でかまいませんので入院の上で精査・加療をしていただければ幸いです。❽

特記事項❾：軽度ですが認知症があり，入院によるせん妄・転倒や廃用進行のリスクはありますが，過去の入院ではそのようなエピソードはありませんでした。ご家族は足腰の弱い奥様だけであり，病状説明への同席や同意書署名は可能ですが，自宅看病や外来通院は困難であるため急性期だけでも入院加療できればと考えました。

なお，当院は時間外対応は困難で，実施可能な検査は胸部Ｘ線のみ（採血は外注）になりますが，ADL不十分でも訪問診療等での対応は可能です。お呼びいただければ退院調整カンファレンス等への参加もさせていただきます。ご不明の点がございましたら，書面でお問い合わせいただくか，当院内科の佐藤（内線2824）までご連絡ください。❿
処方内容⓫　グリメピリド1mg 分1朝食後，ドネペジル5mg 分1朝食後

〒003-0804　北海道札幌市……
TEL　011-811-……　　FAX　011-820-……
病院名　○○ファミリークリニック
平成27年3月12日⓬
総合診療科　　佐藤健太　拝⓭

同封したほうがよい（CD-Rだけだと受け取った側でパソコンがすぐ使えない場合に面倒なので，重要な所見は本文に書くべき）。また，略語や病型・病期分類は省略せず丁寧に記載する。

❽**具体的な要望**：❹の用件と同じ内容を繰り返す。これを省くと，本章の冒頭の例のように期待外れな対応をされてしまいがち。

❾**特記事項**：本人の性格，家族関係や経済的問題，臓器障害やアレルギーなど，相手が方針を決める上で重要な情報をここに簡潔にまとめる。本文の中で書くと膨大となって用件がぼやけてしまうので，「本筋とは関係ないが重要な参考資料」という位置づけでここに書くとよい。

❿連絡方法を具体的に明記しておくと親切。特にグループ診療をしている場合や研修医名で作成した場合，非常勤で緊急の問い合わせが来ても対応できない場合などは明記すべき。また，自院のフォロー体制（時間外対応状況や実施可能な検査・治療の範囲など）も記載したほうがよい。

⓫**処方内容**：病状の判断をしたり，今後相手方で診療を引き受ける場合はこの内容を元に引き継いだりするので，具体的な商品名＋用量用法を明確に書く。

⓬**日付**：公的文書として必須。また，どの時点で書かれたものかで判断が変わることもあるので重要（退院時に書かれた診療情報提供書が3日後に届いたが，患者は退院2日後に急変してすでに当院に入院していた場合など）。

⓭**自分の所属と名前**：筆者が初期研修医のときは，差出人欄に自分の名前が自動印刷されても，それを二重線で消してフルネームで自筆し，さらに後ろに「拝」を付け，さらにハンコも押すように指導された。しかし，「拝」は自分の「姓名」ではなく「姓だけ」の後につけて敬意を表す語であり，「姓」だけ書けばよいくらい親しい（が少し敬意を示したい）相手にしか使えない。部活の親しい先輩や，昔同じ医局で世話になった一つ上の先輩くらいか。それよりはフルネームで自筆がいい。また，公式文書では記名（自動印刷やハンコや代筆）だけでは不十分だが，記名＋押印か，署名（自筆でフルネームを書いてハンコなし）のどちらかで十分なので，自筆すればハンコは不要。

> **記載のポイント**

　以下3点を意識しながら，124-125頁の診療情報提供書記載例を参照してください。

1）紹介目的を明確に……ConsultationなのかReferralなのか．具体的に何をしてほしいのかは書かなければ伝わらない．

2）自分の見立てもきちんと書く……自分なりの診断と，自分が持っている病歴を書く．フィードバックがもらえるかもしれない．

3）患者の希望や事情も記載する……基礎疾患や生活背景などはかかりつけ医が一番知っている．診療方針を左右することもある．

　細かいポイントはカルテの解説欄で補足していますが，病院や診療科，指導医の慣例はさまざまなので，柔軟に形式を変えてください．自分が学生・研修医のときは，「総合医からの診療情報提供書は長いから読まずにイチから診察する」と言っていた医師や，「時候の挨拶や敬称，脇付を間違える奴はダメな医者だ」と判断して診療情報提供書を読まずに捨てる医師もいました．また，単刀直入すぎる診療情報提供書や，他科から具体的な要求を書かれるとプライドを傷つけられたと激高する医師も複数いました．一番重要な「相手」に合わせて適切な書き方を変えましょう．相手がどういう人かわからなければ，指導医や，勤務歴の長い看護師・事務職員に聞くといろいろ教えてくれるので参考になります．

参考文献
1) 望月亮：紹介状の書き方——紹介目的と自分の見立て，患者の希望を明確に書く．治療 96：592，2014
2) McWhinney IR, et al：Part III The Practice of Family Medicine 18：Consultation and Referral. Textbook of Family Medicine. 3rd ed, Oxford University Press, 2009

column

電子カルテの特性を生かしたカルテ記載のコツ

　本書では，電子カルテの普及が不十分である現状（2013年時点での電子カルテ導入率21.7％[1]）を踏まえ，紙カルテを前提に解説しています。しかし，大学病院や臨床研修病院では，電子カルテはかなり普及していると考えられます。当院でも数年前に電子カルテが導入され，それ以後は筆者自身のカルテの書き方や研修医への指導方法が変化しました。電子カルテの特性を生かした「カルテ記載のコツ」を簡単に解説します。

コピペの活用

　コピペしてもよいと考えられる項目は，以下の三つです。「**同じ患者で，継続的に観察や評価を行うべき項目**」がコピペの良い対象となります。
①問題リスト……同じ患者では基本的に同じ問題リストを継続して使用すべき。ただし，その日の診療で病名や病状が変化すれば，コピペ後に適宜修正を行う。
②疾患パラメーター……プロブレムごとに評価項目を決められる場合（例：肺炎に対して呼吸数・SpO_2・Crackle・喀痰グラム染色所見で経過を評価）は，毎日コピペし，変化があった部分だけ修正する。
③継続的・長期的なプラン……外来で定期的に行う評価や検査（年1回の癌検診や3か月毎の採血など），診察のたびに行う患者教育（禁煙指導や運動指導など）は，コピペを活用することで診療のスタイルが安定する。

　一方で，コピペすると失敗しやすい項目は以下の二つです。
①S欄……O欄とは異なり，記載内容が毎日変化するため，コピペして修正するほうが手間は増える。
②他患者の記載内容……同じ病名だからといって，ほかの患者の記載内容をコピペしてはいけない。病名が同じでも，他の要素が異なればアセスメントやプランは異なる。

「単語登録」「定型文登録」と「コピペ」の使い分け

　S・O欄は，記載すべき「項目（主訴，身体所見など）」は同じでも，その「内容（バイタルサインや血液検査の数値など）」は毎日異なるため，「コピペ→数値を消す→数値を書く」という手間が発生します。
　項目名セット（現病歴・既往歴など）を電子カルテの単語登録や定型文作成機能などを使って登録し，簡単な操作（数文字の入力→変換や，ボタンのワンクリックなど）で呼び出し，そこにその日の数値を書き足すほうが，「変更点をいちいち消してから書く」という手間はより少なくなります。
　また，Common Diseaseに関しては，疾患評価や治療適応判断に必要な知識も辞書登録機能で登録してしまえば，同じことを調べたり計算する時間を短縮できて効果的です。筆者の場合，「けつあつひょうか」と入力して変換すると「○度高血圧，高リスク，コントロール不十分，家庭血圧手帳なし，二次性除外未，併存症（DM・DL・喫煙）未評価，合併症（脳・心・腎・末梢動脈）未評価」と出てくるように設定しています。初診外来で高血圧をみたらこれをカルテに記入し，少しずつ「なし」を「あり」，「未」を「済」に変えていくことで，評価漏れを防いでいます。

（次頁に続く）

紙カルテと比較した場合，電子カルテにはデメリットもあります。紙カルテなら，皮膚所見はイラストだけで，咽頭や腹部診察所見も「イラスト＋キーワード」で十分な情報が残せて時間もかかりませんが，電子カルテでは意外と面倒です。また，紙カルテであれば，ページをパラパラめくると何らかの特徴（丸で囲っている，記載の文量が多い）から「重要なことがあった日」を見つけやすく，年単位の経過把握が必要な外来診療では便利です。電子カルテではこれが難しく，全部目を通すか，電子カルテの機能（絞り込み検索，付箋など）に頼らざるを得ません。

　紙カルテ・電子カルテのそれぞれに一長一短があり，どちらがいいというものではありません。研修病院が電子カルテであったとしても，将来的に紙カルテを使わざるを得ない状況になることも十分あり得ます。可能であれば両方の使い方を学んでおいたほうがいいでしょう。

電子カルテと診療データ応用の未来

　電子カルテの普及が不十分である現状は，前述のとおりですが，電子カルテの推進は加速させるべきです。臨床はベッドサイドから得られる知識が重要であり，特にプライマリ・ケア領域では，自分の担当患者のデータを自動解析し，主訴ごとの鑑別診断の事前確率や，慢性疾患の治療成績などを日常的に確認し臨床応用できたほうがよいからです[2]。

　現に諸外国の一部では，カルテ記録をコード化して全国の全診療データをリアルタイムに蓄積・解析して診療にフィードバックするシステムもあるようです[3]。日本でもそう遠くない将来には，全国規模で診療データが電子化され活用の仕組みが整い，ビッグデータを活用した日本独自の疫学研究が次々発表されたり，日本の現状に合わせた診断・意思決定サポートツールが提供されたり，診療の質評価と向上のためのプログラムが開発されたりしていくと思います。

参考文献
1) 保健医療福祉情報システム工業会．AHIS オーダリング電子カルテ導入調査報告　2013 年調査
http://www.jahis.jp/members/data_list/data0204/（最終アクセス 2015 年 3 月 15 日）
2) EBM スタイル診療支援システム「ドクターベイズ」
http://macros.co.jp/merchandise/drbayes/index.html（最終アクセス 2015 年 3 月 15 日）
3) プライマリ・ケアで変わる日本の医療　6．オランダの医療システム
http://healthcare-agora.com/2013/06/23/6/（最終アクセス 2015 年 3 月 15 日）

おわりに

　最後まで読んでいただき，本当にありがとうございました。「週刊医学界新聞」での連載を1年間，その後全面的な書き直しをしながらさらに1年以上の月日を重ねてついに出版までこぎつけました。

　たかが「カルテの書き方」を説明するだけでこの分量になるとは思っていませんでした。普段なんとなく書いているカルテですが，文章だけで説明しようとすると意外と難しいものでした。自分の中で曖昧だった部分や矛盾していた部分を詳細に確認し修正していく作業を重ねることで，自分の中のカルテの書き方（とそれに関連した病歴聴取や身体診察，診断推論や医学教育）の方法論を再構築することができ，結果的には自分が一番成長できて得をした気分です。それでも，ここまで来たとはいえ，まだまだ「道なかば」という感覚です。カルテ記載や臨床を極める道はまだまだ先が長く，気が遠くなりそうですが，今後もこういった機会を得ては自分の現状を見つめなおし，少しずつ前に進んでいければと思います。

　カルテ記載に限らず，臨床全般の上達の道は決してシンプルではなく，何をすれば正解かがわからないことのほうが多いです。それでも，最初に一定のやり方を身につけて反復練習することには大きな意味があると強く信じています。まずは自己流を捨てて，本書のやり方を身につけてみてください。本書で提示したのはあくまで私の編み出した一つの「型」でしかありませんが，それでも習得しやすく現場である程度通用する「型」ではあります。習得すればとりあえず「読むに耐え得るカルテ」は書けるようになりますし，辛抱強く続けていればそのうち自己流を編み出すコツをつかむこともできるでしょう。私自身も「カルテ道」を探求している真っ最中です。「こういうやり方のほうが実用的だよ」という意見がもしあればぜひご連絡いただければ幸いです。

　最後になりますが，私の指導に対して「何を言っているのかよくわかりませんよ。もっとわかりやすく噛み砕いて，できれば手短に教えてください」と手厳しく偉そうなフィードバックをくれた初期研修医の皆さん，貴重な休みを家族サービスではなくパソコンと過ごしていた私に文句も言わずコーヒーを入れてくれたうちの奥さん，そして遅筆でいつも微妙に締め切りを守れなかった私に対して常に優しい提案で前を向かせてくれた医学書院の中嶋慶之さんには本当にお世話になりました。ありがとうございました。

佐藤健太

索 引

記号・欧文

∴（なぜならば）·················· 23

A

ABCDEFG，救急初期検査の ············ 102
ABCDE＋Ⅲ，ICUにおける ············ 110
ABCDの評価の仕方 ····················· 102
AMPLE，病歴聴取の ····················· 102

B

Brief summary ································ 22
By problem ························· 7, **50**, 56
By system ······································ 110

C・D・E・G

CGA（Comprehensive Geriatric Assessment；高齢者総合機能評価）·················· 89
Chronological ··································· 7
COMPLAINTs，痛みの原因を調べるための問診法 ······································· 103
Dx）診断プラン ····························· 29
Ex）説明プラン ····························· 29
Geriatric giants ······························· 97

M

m-CGA（Modified CGA）················ 91
MD-HINT/CT-TIPS，意識障害の ······· 103
MIST，外傷診療の ························· 101

O・P

Opening statement ·························· 15
PCI（Patient-centered interviewing；患者中心の医療面接）····························· 69
PDSAサイクル ································ 61
Pertinent ································· 7, **11**
POMR（Problem-Oriented Medical Record；問題志向型診療録）·· 5

POS（Problem Oriented System；問題志向型システム）······························· 2
Px）予防プラン ····························· 29

R

RIMEモデル ···································· 3
R/O（Rule out）······························ 23

S・T・W

s-CGA（Start-up CGA）·················· 91
S/O（Suspect of）··························· 23
SOAP ·· **2**, 7
SQ（Semantic qualifier；診断学的に有用な形容詞）······································ 22
Tx）治療プラン ····························· 29
Wx）福祉プラン ····························· 29

和文

い

医学教育モデル・コア・カリキュラム ····· 5
医師中心のプロセス（DrC）········· **69**, 74
痛みのOPQRST ····························· 15
一体型 ··· 50

か

か・き・か・え ···························· 15
「型」··· 5
仮プロブレム ····················· 25, 37, 70
患者中心のプロセス（PtC）········· **69**, 74
鑑別診断の「重み付け」·················· 23

き・け

キーワードリスト ·························· 21
起承転結 ····························· 62, **65**
救急初療ユニバーサルアルゴリズム ······ 99
健康管理シート ······················ 81, 84

し・そ

守・破・離（守破離）··············· **6**, 33
深化する問題リスト ················ **22**, 50
総合プロブレム方式 ······················· 19

た

退院時病状 ……………………………… 60, **63**

な・ね

ナラティブな情報 ………………………………… 15
ネクストプラン …………………………………… 71

ひ・ふ・ほ

備考欄 ……………………………………………… 80
病棟患者管理シート ……………………… 52, **118**
プロブレムの「名付け」………………………… 21
プロブレム名変化の「分類」…………………… 54
包括的問題リスト ………………………………… 91

ま・み・め

マイナートラブルリスト ……………………… 80, 84
マイナープロブレム ……………………………… 22
未聴取 ………………………………………… **35**, 42
メジャープロブレムリスト ………………… **80**, 84

も

問題志向型システム ……………………………… 2
問題志向型診療録 ………………………………… 5
問題リスト欄 ……………………………………… 21

り

臨床倫理四分割法 ………………………………… 97